李占东 主编

1955—1975

第一辑 呼吸系统疾病秘验方

全国中医献方类编

咽炎 扁桃体炎

学苑出版社

## 图书在版编目（CIP）数据

咽炎、扁桃体炎：1955—1975全国中医献方类编／李占东主编. 一北京：学苑出版社，2019.7
ISBN 978-7-5077-5748-4

Ⅰ.①咽… Ⅱ.①李… Ⅲ.①咽炎-验方-汇编②扁桃体炎-验方-汇编 Ⅳ.①R289.58

中国版本图书馆 CIP 数据核字（2019）第 126064 号

**责任编辑：**付国英
**出版发行：**学苑出版社
**社　　址：**北京市丰台区南方庄 2 号院 1 号楼
**邮政编码：**100079
**网　　址：**www.book001.com
**电子信箱：**xueyuanpress@163.com
**电　　话：**010-67603091（总编室）、010-67601101（销售部）
**经　　销：**新华书店
**印 刷 厂：**北京市京宇印刷厂
**开本尺寸：**880×1230　1/32
**印　　张：**4.5
**字　　数：**150 千字
**版　　次：**2019 年 7 月第 1 版
**印　　次：**2019 年 7 月第 1 次印刷
**定　　价：**35.00 元

# 1955—1975 全国中医献方类编
# 编委名单

主　编　李占东

副主编　郑　智　张　喆

编　委　（按姓氏笔画排序）

王淑华　　王颖辉　　冯　烨

杨凤英　　杨金利　　杨殿啟

李　军　　岳红霞　　徐秀兰

董群弟　　傅开龙

# 前　言

随着人们对自身健康的愈加关注，了解、学习中医和中药已蔚然成风。尤其是那些经受住了临床验证而流传沿用至今的单方、验方、秘方，因其便于使用，能花小钱治大病，而深受读者、尤其是非医药专业的普通大众的喜爱。

一直以来，中医医家和学者均有将家传或收集的单方、验方、秘方刊刻出版的传统。据统计，历代方书中占绝大多数的都是单方、验方和秘方类，充分说明了这一类药方有确切的疗效和长久的生命力。

众所周知，受传统思想影响，许多中医都抱着"有子传子，无子传贤；无子无贤，抱卷长眠"的思想，验方秘方概不轻易外传。但在 20 世纪 50 到 70 年代，在政府的主导和动员下，搞过多次颇有成效的全国献方运动，许多老中医不仅公开交流了他们历年积累的医学经验，还纷纷献出了自己压箱底的治病药方。

如，四川省郫县 70 多岁的老中医钟载阳献出祖传治疗腹水的秘方，河北承德民间医生盛子章献出治疗梅毒的秘方，四川省江津市中医邱文正献出"跳骨丹"方，江苏省南通中医院的陈照献出治瘰疬方，河北省石家庄市中医献出治疗乙脑的秘方，江苏省南通季德胜献出季家六代祖传的蛇虫毒秘方，贵州省挖掘出著名的卢老太太治疗慢性肾炎的秘方，江苏省第二康复医院杨雨辰医师献出家传三代的验方四册，等等。

这些献方均由各省组织专家进行审核编纂，保留有确切疗效的，剔除有毒有害的，最终集结成书。遗憾的是，这些书很多后来一直没有再版，市场上也鲜有流传，导致昔日瑰宝被尘封多年。

为了使这一时期的珍贵药方不被丢弃泯灭，我们多方搜集1955—1975年间编纂的献方共96册。因为当时的献方运动是按照地区来开展进行，所以这些书也都是按照地区来编的，如河北省验方，山西省验方等。这样以地域为纲的编法，不便于现代人的阅读查用。所以，我们又把书中的献方顺序全部打乱，并按照常见疾病如胃病、哮喘等，重新编排成册，以更切合当今读者需求。

本着"有则多，无则少"的原则，本次整理出的这套丛书分为十辑，共39本。第一辑：呼吸系统常见疾病，共三本。第二辑：消化系统常见疾病，共六本。第三辑：泌尿系统常见疾病，共两本。第四辑：妇科常见病，共7本。第五辑：儿科常见病，共三本。第六辑：心脑血管常见疾病，共两本。第七辑：内分泌系统常见疾病，共两本。第八辑，其他常见病，共六本。第九辑：外科骨伤病，共三本。第十辑：五官科疾病，共四本。统一称为《1955—1975全国中医献方类编》。

与市场上流行的很多药方出处不明也不知是否有效的方书不同，本套丛书最大特色就是献方的真实性，以及疗效的确切性。

之所以能这么肯定，还要从那场轰轰烈烈的全国献方运动说起。毫无疑问，那是一次全国范围内自上而下，深受当时政府重视的的中医运动。

1941年9月，陕甘宁边区国医研究会召开第二次代表会议，与会中医献出治疗夜盲症、腹痛、心痛、花柳等病的祖传秘方十余种，这是中国共产党领导的中医工作中第一次公开献方，意在打破传统中医的保守风气，使验方、秘方能广泛传播，为民所用，并借此提高中医政治地位。

此后，边区组织各地召开医药研究会和医药座谈会，发现了很多模范医生，也公开了很多秘方。

1944年，既是中医业者，又素为毛泽东所推重的陕甘宁边区政府副主席李鼎铭再次号召中医者公开各自的秘方。

1955年3月召开的全国卫生科学研究委员会第一届第四次会议强调："……对中医中药知识和中医临床经验进行整理和研究，搜集和整理中医中药书籍（包括民间验方、单方），使它提高到现代的科学水平，是我们医学科学研究工作者的光荣任务。"从而明确指出要对献方进行整理研究并集结出版，全国各地均积极响应号召。

较早开展此项工作的是江苏省徐州市卫生局。1954年10月，徐州市卫生局聘请了9名经验丰富的中医对该地区所献验方进行甄审，并将这些验方分为三类：第一类是用于治疗常见病，且临床已证实有效；第二类是用于治疗常见病，临床上认为使用有效而尚未经科学证实者；第三类是治少见病或有离奇药，临床疗效不显著者。经过层层筛选，最后，仅从第一、二类验方中选出了18个确有实效的进行推广。

同样的，为确证献方疗效，杭州市卫生局组织中西医生进行共同讨论和分析；南通市则召开"中医验方试用座谈会"，由中医师介绍验方试用情况并进行讨论。

虽然全国各地对验方进行筛选的具体做法不尽相同，但都是稳妥而令人信服的。

1955年，江苏、福建两省出版了中医验方集。1956年，山西、江苏、河北、辽宁、黑龙江、福建6省相继出版了中医验方集；1957年，云南、四川、河南、广东、山东、陕西6省及西安市出版了中医验方集，河北、山西、黑龙江等省则出版了验方续集；1958年，广西、吉林、安徽、贵州、青海等省和重庆市、武汉市也组织出版了验方集，江苏、河南两省则出版了验方续集。

这些验方集出版后，都深受读者好评，一版再版。

1958年10月11日，毛泽东主席指出："中国医药学是一个伟大的宝库，应当努力发掘，加以提高。"于是，采集单方、验方、秘方之举由面向中医从业者迅速扩大为全国范围内的群众运动。可以说，此时的献方运动已经带有了强烈的政治色彩，各地"先后编出了数以百计的中医验方集"，献方数量之庞大令人震撼，但内容良莠不齐的情况也开始出现。

值得一提的是，由浙江中医研究所实验确证"蝌蚪避孕单方"无效的报道于1958年4月发表于《人民日报》，该报还在《编后》中告诫："民间单方在经过科学分析、实验和研究鉴定后再进行推广，才能对人民健康有所保证！"

同年11月，《人民日报》社论要求，"必须组织人力把这些民间药方分门别类地加以整理，并进行研究和鉴定"。说明当时已注意到，不经过细致的研究整理和验证就大事推广，是不妥当的。必须本着认真负责的态度，进行去粗取精和去伪存真的工作。

之后很长的时间里，全国各地整理出版的献方集基本遵循此原则，对药方的可靠性和有效性进行把关，不再一味追求多和全。如江西省中医药研究所整理出版的《锦方实验录》仅"精选了附有治验的255方"。

单方、验方、秘方既然多年来不断传承并在民间得以运用，必然有其独特的治疗价值，我们理应重视并将其传承推广下去。所以本套丛书按照常见疾病对献方进行分类归纳，相较当时对药方按照地域划分的方式，明显现在的编排更方便读者查找使用。

本着对献方者的尊重，方中的计量单位仍保留原样（多为钱、两），不予以修改。

中医"法可定，方无穷"，尽信方不如无方，故读者在查询使用时尽量能咨询相关专家，辨证论治与专病专方相结合。当然在本套丛书的编纂过程中，我们将含有毒性药物、国家现已明确规定不能使用药物的药方，以及带有明显迷信色彩的药方均一一进行剔除，希望能尽量保证本套书中献方的安全性和有效性，也希望这些目前看来仍不为大众熟知的单方、验方、秘方能早日为人民健康作出应有的贡献。

本套丛书从开始四处搜集资料到终于成书面世，历时近十年！原始资料的搜集、翻拍，对大量资料内容的进一步甄别、整理，每一册书中所收录验方的删选、归类，药物剂量的逐一核实，都花费了大量的时间和人力。在此，还要特别感谢提供资料的刘小军，不厌其烦整理内容、调整版式的郑杰，以及在成书过程中给予很多建议和方案的学苑出版社陈辉社长，感谢他们多年以来的支持和付出！

最后，希望这套颇具特色的验方系列丛书，能发挥出它们独特的治疗价值，并能得到应有的重视和广泛的传播！

学苑出版社　付国英

2019 年 6 月 11 日

# 目　　录

# 一、咽喉肿痛

咽喉肿痛是一种最常见的呼吸系统病症，多发于一年中的寒冷季节，但是感冒、扁桃体炎、咽喉炎、鼻窦炎、百日咳，以及病毒感染甚至心肌梗死均可引起咽喉肿痛。所以，多数急性咽喉肿痛会在数天至数周内自动消失，但如果咽喉肿痛一直持续存在或在几天内急剧加重，就切不可疏忽大意，需要去医院诊断治疗。

【主治】　咽喉肿痛，食水难下。

【方药】　鲜白菜（去叶留白）一棵

【制法】　贮于锅中，沸水熬成。

【用法】　每次服一盅，服至病愈。

【治验】　于 1957 年在阎油坊村有十余岁的小孩，咽喉肿痛，食水不下，很是严重，因乡间缺药，予用此方，立时见效。

【出处】　康保县城关医院赵基（《十万金方》第二辑）。

【主治】　咽喉肿痛。

【方药】　生白矾一钱

【制法】　研为细末。

【用法】 用笔管吹入咽喉，三次即愈。

【出处】 赤城县半壁店分院程普仁（《十万金方》第三辑）。

【主治】 咽喉发炎（咽喉红肿，饮食难进）。

【方药】 蚯蚓（白颈者为佳）一条

【用法】 捣烂，以开水冲，沉淀后去泥、冷饮。饮后应避风，忌食鸡。

【出处】 长乐县林冠人、长汀县何强英（《福建省中医验方》第二集）。

【主治】 咽喉溃烂肿痛。

【方药】 红骨莿苋（野苋菜）

【用法】 取根放瓦上烧存性，加冰片少许，研细末，吹喉内。

【出处】 省中医进修学校第四期（《福建省中医验方》第四集）。

【主治】 咽喉肿痛。

【方药】 金果兰一两

【制法】 为细末，分三包。

【用法】 每服一包，以青果九枚煎水送服。

【出处】 新专李子才（《河南省中医秘方验方汇编》续二）。

**【主治】** 喉痛，喉中起血色粒子，口不能开，舌上起白大泡而软，不现顶，脚红者。

**【方药】** 方一：云连一钱

方二：北芪三钱　麦冬五钱

**【制法及用法】** 方一研成细粉，用喉枪吹药粉于鼻腔中，连续吹二三次。方二用水煎，待温而服下、日服一剂，分二次服。

**【禁忌】** 辛辣、酒醋等刺激性食品。

**【出处】** 宜春县卫协分会刘端后（《江西省中医验方秘方集》第二集）。


**【主治】** 咽喉肿痛。

**【方药】** 威灵仙五钱

**【用法】** 用第二道淘米水和威灵仙捣烂，以纱布拧取汁，含漱。

**【出处】** 宁乡县中医（《湖南省中医单方验方》第一辑）。


**【主治】** 喉肿痛。

**【方药】** 白矾二钱

**【制法及用法】** 磨冷开水，含半小时吐出，日含吐数次。

**【禁忌】** 刺激性食品。

**【出处】** 虔南县卫协分会廖逢礽（《江西省中医验方秘方集》第二集）。

【主治】 咽喉发炎疼痛。

【方药】 秋海棠根四两

【制法】 加冷开水两小碗，共捣烂，去渣取汁。

【用法】 含漱数次。

【出处】 胡玉森（《贵州民间方药集》增订本）。


【主治】 喉火痰盛。

【方药】 八爪金龙一钱

【制法】 研成细末。

【用法】 开水吞服，连用三次。

【出处】 王名珍（《贵州民间方药集》增订本）。


【主治】 喉火。

【方药】 反背红（朱砂草）一钱

【制法】 捣烂。

【用法】 加淘米水冲服。

【出处】 王金安（《贵州民间方药集》增订本）。


【主治】 喉火。

【方药】 青鱼胆（龙胆草）五钱

【制法】 加水煎汤。

【用法】 内服。

【出处】 易文轩（《贵州民间方药集》增订本）。


【主治】 咽喉卒肿。

【方药】 蚯蚓十四条

【用法】 将蚯蚓捣涂喉外，另一条用盐水蜂蜜混合少许，和匀服之甚效。

【出处】 浠水县（《湖北验方集锦》第一集）。

【主治】 喉痛。

【方药】 独大蒜去皮

【用法】 塞鼻，左痛塞左，右痛塞右，喉中出血而愈。

【出处】 监利县（《湖北验方集锦》第一集）。

【主治】 咽喉肿痛。

【方药】 芭蕉根

【用法】 捣汁一碗或半碗，温服。

【提示】 芭蕉根性大寒解毒，疔疮走黄，亦可捣汁服之。

【出处】 江山县毛树林（《浙江中医秘方验方集》第一辑）。

【主治】 咽喉肿痛。

【方药】 七层塔（即七寸金，亦名一炷香）鲜的约一二两

【用法】 洗净并捣烂，浸在米泔水里约两小时，去渣取汁，用药棉蘸汁入口频洗，去痰涎。连洗三日可愈。

【出处】 建瓯县南雅口张忠成（《福建省中医验方》第三集）。

【主治】 咽喉肿痛。

【方药】 龙舌草一撮

【用法】　捣汁，取三四汤匙和蜂蜜三四汤匙冲开水服。

【出处】　莆田县陈吉平（《福建省中医验方》第三集）。

【主治】　咽喉肿痛。

【方药】　洋苦果一粒

【用法】　将药放于口内咽水，二三小时后痛减。

【治验】　高洛矿、高小旦、江全水等多人。

【出处】　安国王港钟文艺（《祁州中医验方集锦》第一辑）。

【主治】　喉头肿痛，声音嘶嗄。

【方药】　玉簪花叶五皮

【用法】　捣绒，冲冷开水取汁服。

【出处】　威远县中医研究组（《四川省中医秘方验方》）。

【主治】　喉痛红肿。

【方药】　冰片一分　麝香半分

【用法】　将上药共和末，吹入喉中。

【出处】　漳浦县长桥医院陈晋卿（《采风录》第一集）。

【主治】　咽喉红肿火燎痛。

【方药】　生橄榄一两　生莱菔一两

【制法】　水煎。

【用法】　内服（常服可免喉患）。

【出处】　尉氏李子立（《河南省中医秘方验方汇编》续二）。

【主治】　风火喉痛。

【方药】　陈燕子窝泥二两　明雄黄三钱

【用法】　以陈茶水调匀，敷两颊下。

【出处】　宁乡县中医肖自若（《湖南省中医单方验方》第一辑）。

【主治】　咽喉肿痛。

【方药】　车前草五钱　水灯心五钱

【用法】　煎水频饮。

【出处】　祁阳县中医（《湖南省中医单方验方》第一辑）。

【主治】　喉咙肿痛。

【方药】　饿蚂蝗叶子一握　白糖二两

【制法】　洗净捣汁。

【用法】　噙喉咙勿咽下。

【出处】　民间单方（《中医采风录》第一集）。

【主治】　咽喉痛。

【方药】　方一：广桔梗四钱　甘草二钱

　　　　　方二：白矾（煅）二钱　硼砂一钱

【制法】　方一水煎，方二研面调蜂蜜。

【用法】　方一内服，方二搽咽喉。

【出处】　李成文（《中医采风录》第一集）。

【主治】　咽喉肿痛。

【方药】　青果二枚

【用法】　剪破，含口内噙喉。

【用法】　内服。

【出处】　向尊荣（《中医采风录》第一集）。


【主治】　咽喉肿痛。

【方药】　射干一钱　山豆根二钱

【制法】　各药研成细末，混匀。

【用法】　吹入喉内数次，即消肿痛。同时取甘草三钱、桔梗三钱，加水煎汤内服。

【出处】　杜银州（《贵州民间方药集》增订本）。


【主治】　喉痛。

【方药】　鸡蛋白三个　水飞雄黄三钱

【制法】　每个鸡蛋白入雄黄一钱，调匀。

【用法】　每早、中、晚吞服一次，若病重，次日照服。

【出处】　鄂城县（《湖北验方集锦》第一集）。


【主治】　喉痛。

【方药】　鸡蛋　醋

【用法】　油炒鸡蛋加醋，趁热吃。

【出处】　西宁铁路医院蒋兰森（《中医验方汇编》）。


【主治】　实火喉痛。

【方药】　黄瓜一条　皮硝适量

【制法】 将黄瓜切除一端，去瓜瓤子，装入皮硝，用切除之瓜蒂盖好，挂于通风阴凉处，不见太阳，候瓜上起霜刷下加冰片，共为细末，装贮待用。

【用法】 吹喉中。

【出处】 监利县（《湖北验方集锦》第一集）。

【主治】 咽喉肿痛。

【方药】 方一：生地二两　月石一钱

方二：薄荷三分　甘草三分　梅片一分　西瓜霜一分

【制法】 方一月石研末，和生地捣烂做成如桂圆核大的丸子。方二共乳细末。

【用法】 方一放口内慢慢咽下，方二吹喉中。丸散配合用，一日各三次。

【出处】 监利县（《湖北验方集锦》第一集）。

【主治】 喉咙疼痛，说不出话。

【方药】 墙上的蜘蛛网七个　冰片少许

【用法】 在火上稍煨存性，加冰片，共研细末，吹喉内。

【出处】 青海石油职工医院武兴亚（《中医验方汇编》）。

【主治】 咽喉肿痛，眼赤暴发。

【方药】 应钟散：大黄　川芎各等分

【用法】 每服一钱，一日二次，开水送服。

【出处】 西宁中医院何文德（《中医验方汇编》）。

【主治】 咽喉肿痛。

【方药】 鲜白山药二两　巴豆二粒

【用法】 以上二药共捣为泥，敷于廉泉穴，逾一日时揭去。

【治验】 屡试屡验，治愈者不计其数。

【出处】 安国固显村张宝贤（《祁州中医验方集锦》第一辑）。

【主治】 咽喉肿胀。

【方药】 附子　吴茱萸各等分

【制法】 共为细末，用好醋入白面少许，入锅内煎糊为度分两块。

【用法】 贴两足心。

【出处】 李荫祥（《河南省中医秘方验方汇编》）。

【主治】 喉内肿疼，烂而流脓。

【方药】 白矾五两　白猪苦胆（江南白猪最好）九个

【制法】 将白矾为末，装入一个苦胆内，干后去苦胆，将白矾再装入另一苦胆内，如此类推，九个即成，取出为末备用。

【用法】 吹或抹患处。

【出处】 西安市中医学会会员沈彦亭（《中医验方秘方汇集》）。

【主治】 喉咙肿痛。

【方药】 蜘蛛一个　白矾一两　蛇皮五分

**【制法】** 上药焙黄，研为细面。

**【用法】** 吹在患处。

**【出处】** 涿鹿县（《十万金方》第三辑）。

**【主治】** 小儿咽喉肿痛，口舌生疮。

**【方名】** 冰硼散

**【方药】** 鸡内金五钱　硼砂一钱　冰片一钱

**【制法】** 共为细末。

**【用法】** 用苇筒吹入咽喉之上，每日吹五六次，三天就大见效。

**【治验】** 治愈多人，很有效验。

**【出处】** 康保县土城子公社郭士臣（《十万金方》第六辑）。

**【主治】** 咽喉肿痛。

**【方药】** 桔梗两　僵蚕四钱　山豆根一两

**【用法】** 水煎温服。

**【出处】** 阳城原正章张怀仁（《山西省中医验方秘方汇集》第三辑）。

**【主治】** 喉痹。

**【方药】** 硼砂　枯矾　寸香各等分

**【制法】** 研面。

**【用法】** 吹喉上。

**【出处】** 吕崇孝（《中医采风录》第一集）。

【主治】 咽喉肿痛，碍难饮食，甚则颈部面颊亦肿。

【方药】 砂仁三钱 草果仁二钱 威灵仙二钱

【加减】 如鱼骨梗，加橄榄核三钱；猪鸡骨梗，加虎骨一钱。

【用法】 煎服，轻者一剂，重者不过二剂。

【出处】 隆回县中医萧望坡（《湖南省中医单方验方》第二辑）。


【主治】 喉风痛。

【方药】 梅子树根 木瓜根 红牛膝各等分

【制法】 酒醋煎。

【用法】 待冷含漱或嗡喉咙。

【出处】 邓承古（《中医采风录》第一集）。


【主治】 喉痛。

【方药】 洋胡萝卜一个 蜂蜜一杯 人乳一杯

【制法】 将萝卜打碎捣汁合蜜乳同蒸。

【用法】 内服。

【出处】 苏继民（《中医采风录》第一集）。


【主治】 寒喉痛，咳痰不利。

【方药】 肉桂 甘草 炮姜各一钱

【制法】 水煎。

【用法】 内服。

【出处】 鄂城县（《湖北验方集锦》第一集）。

【主治】 咽喉肿痛。

【方药】 青盐　白矾各一钱　硼砂五分

【用法】 共研成细末，吹入喉中，即能止痛。

【出处】 福州市李赓扬（《福建省中医验方》第三集）。

【主治】 咽舌肿塞。

【方药】 蒲公英五钱　石膏五钱　防风五钱

【用法】 研细末，分三次，开水冲服，一日服完。

【出处】 西宁中医院耿子元（《中医验方汇编》）。

【主治】 咽喉肿痛。

【方药】 明雄黄五钱　白矾一两　元寸一分

【制法】 共为细末，放在锈犁面上添水研之。

【用法】 用鸡毛撒患处。

【出处】 贾国昌（《河南省中医秘方验方汇编》）。

【主治】 咽舌肿塞。

【方药】 蒲公英　石英　防风各等分

【用法】 研末，每服三钱，开水冲服。

【出处】 大通中医进修班贺永年（《中医验方汇编》）。

【主治】 咽喉肿痛。

【方药】 硼砂一两　白矾六钱　青黛二钱　冰片二钱

【制法】 共研细末。

【用法】 吹患处，一日吹二三次。

【出处】 武邑县靳文智（《十万金方》第六辑）。

【主治】 咽喉疼痛。

【方名】 咽喉散

【方药】 倒退牛十个　雄黄二钱　朱砂二钱　巴豆二钱

【制法】 共为细末。

【用法】 每服五厘，白水送下。

【出处】 龙关县李玺（《十万金方》第二辑）。

【主治】 咽喉肿痛，口腔发炎。

【方药】 焰硝二两　青黛五钱　僵蚕五钱　生甘草二两

【制法及用法】 以上共研细粉，用黄牛胆汁调匀，装入胆囊内，挂当风处，腊月配过，百日用，每次用一分许，含化。

【出处】 晋城县赵锦堂（《山西省中医验方秘方汇集》第二辑）。

【主治】 喉咙肿疼。

【方药】 冰片一分　朱砂四厘　人中白三钱　枯矾二分

【制法及用法】 四味共研细末，吹口腔内肿处。

【出处】 忻县韩凤翔（《山西省中医验方秘方汇集》第二辑）。

【主治】 咽喉疼（喉痛吞咽困难）。

【方药】 薄荷一钱　牛子三钱　桔梗三钱　生草一钱半

【用法】 水煎温服。

【出处】 昔阳梁垂彦（《山西省中医验方秘方汇集》第三辑）。

【主治】 喉痛。

【方药】 西月石三钱 明雄黄（飞净）三钱 薄荷叶（研粉）二钱 煅枯矾五分

【制法及用法】 共研成细粉，然后用散以喉枪吹入，每日数次。

【禁忌】 辛辣、香荤等刺激食物。

【出处】 省中医进修学校学员黄春云（《江西省中医验方秘方集》第二集）。

【主治】 咽喉痛、耳疼。

【方名】 青硼散

【方药】 生石膏三钱 寒水石五分 青黛三钱 梅片三钱 硼砂三钱

【制法】 共研极细末。

【用法】 耳疼吹耳内（外部痛可用凡士林涂患处），喉疼吹喉内。

【治验】 ①赵万玉营村杨树城妻25岁，喉痛不能咽水，吹三次愈。②白不拉村李玉香女19岁，耳疼，内吹外涂二次愈。

【出处】 张北县王树槐（《十万金方》第二辑）。

【主治】 喉痛。

【方药】 冰片 硼砂 青果炭 青波鱼胆 麝香

【制法】 共研成细末。

【用法】 将药吹于患处。

【出处】 资阳县张治诚（《四川省医方采风录》第一辑）。

【主治】 喉痛或舌疮。

【方药】 大力 射干 玄参各三钱 升麻 甘草各二钱

【制法】 水煎。

【用法】 内服。

【出处】 刘华成（《中医采风录》第一集）。


【主治】 咽喉肿痛。

【方药】 直僵蚕五个 射干四钱 桔梗三钱 洗乌梅五粒 甘草一钱

【用法】 水煎，漱口。

【出处】 福州市李赓扬（《福建省中医验方》第三集）。


【主治】 咽部红肿。

【方药】 硼砂二钱 雄黄一钱 梅片五分 白矾一钱 元寸少许

【制法】 共为细末。

【用法】 吹患处。

【出处】 陈德昉（《河南省中医秘方验方汇编》）。


【主治】 咽喉红肿，出声嘶哑，语声不清或喉肿痛者。

【方药】 硼砂五钱 胆星一钱 明粉一钱 诃子二钱 冰片五分 乌梅一两

【制法】 将上药共为细面，用乌梅煎的汤，打合为丸，每重五分。

【用法】 遂时放口中，噙化之，每次一丸。

【出处】 涿县崔玉林（《十万金方》第六辑）。

【主治】 咽喉肿痛。

【方药】 石膏一钱半 硼砂一钱 火硝五分 胆矾一分 元胡一钱 冰片三分

【用法】 共研细末吹喉内。

【出处】 阳城原正章张怀仁（《山西省中医验方秘方汇集》第三辑）。

【主治】 喉痛。

【方药】 青皮三钱 故纸三钱 大黄三钱 豆根三钱 桔梗三钱 马勃一钱

【用法】 水煎食，后服。

【出处】 王文汉（《大荔县中医验方采风录》）。

【主治】 喉肿痛。

【方药】 八爪金龙二钱 山豆根二钱 麦冬二钱 桔梗二钱 薄荷二钱 甘草二钱

【制法】 加水两小碗，煎汤一小碗。

【用法】 内服。

【出处】 梁炳全（《贵州民间方药集》增订本）。

【主治】 喉痛。

【方药】 冰片一分 火硝二分 胆矾二分 青黛二分 僵蚕五分 硼砂三分

【制法】 共研细末。

【用法】 吹入喉中。

【出处】 鄂城县（《湖北验方集锦》第一集）。

【主治】　喉痛吐痰。

【方药】　白芷　石菖蒲　牙硝　枯矾　朱砂各一钱　冰片一分

【用法】　共研成细末，吹入喉间，即吐痰。

【出处】　福州市李赓扬（《福建省中医验方》第三集）。


【主治】　咽喉肿痛。

【方药】　浙贝母二钱　银花　龙胆各五钱　粉甘草一钱苦桔梗　射干各三钱

【用法】　水煎，漱口。

【出处】　福州市李赓扬（《福建省中医验方》第三集）。


【主治】　咽喉肿痛。

【方药】　西豆根三钱　青苔一钱半　月石一钱　薄荷一钱元寸一分　熊胆一钱半

【制法及用法】　共研细末，吹喉，日次二三次。

【出处】　周秋发（《崇仁县中医座谈录》第一辑）。


【主治】　咽喉肿痛。

【方药】　荆芥二钱　防风二钱　桔梗二钱　僵蚕一钱　薄荷一钱　生甘草一钱半

【用法】　水煎服，每日二次，取微汗。

【提示】　同时用针灸治疗：针少商穴出血。

【出处】　大通中医进修班刘长泰（《中医验方汇编》）。

【主治】 咽喉肿痛。

【方药】 荆芥三钱 防风三钱 桔梗四钱 僵蚕一钱半 薄荷三钱 甘草三钱

【用法】 入水二茶杯，煎至一茶杯，清出，饭前温服，一日二次。

【出处】 西宁中医院耿子元（《中医验方汇编》）。

【主治】 咽喉肿塞。

【方药】 蒲公英一两 银花五钱 连翘五钱 桔梗五钱 元参五钱 甘草五钱

【用法】 入水三茶杯，煎至一茶杯，徐徐灌之。

【出处】 西宁中医院耿子元（《中医验方汇编》）。

【主治】 咽喉肿疼。

【方药】 朱砂五分 琥珀五分 冰片六分 儿茶四分 牛黄五厘 寸香五厘

【用法】 共为细末，吹喉嗓内。

【治验】 西伯章王兆华，男，四十一岁，咽喉肿疼，淤堤村刘常尔，男，二十五岁，喉头起紫泡，如鱼脬，先刺出血，继吹以此散，立觉心凉气爽，连吹三次痊愈。

【出处】 安国西佛乡贺凤喜（《祁州中医验方集锦》第一辑）。

【主治】 咽喉肿疼难食。

【方药】 牛子四钱 桔梗四钱 双花三钱 连翘三钱 板蓝根二钱 焦栀子二钱 土贝母三钱 白芷一钱半 马勃二钱 苇根

三寸

【制法】 水煎服。

【出处】 商都保健站贾老洪（《十万金方》第二辑）。

【主治】 咽喉肿疼，食不能下

【方药】 山豆根三钱　射干二钱　牛蒡子　麦冬各三钱　大海三钱　黄连一钱五分　黄芩三钱　元明粉（不煎冲服）四钱　菊花二钱　川贝三钱　锦灯笼一钱　甘草一钱

【制法】 水煎三次。

【用法】 空心服一日二次。

【出处】 延庆县郭占霖（《十万金方》第二辑）。

【主治】 咽喉肿痛。

【方药】 连翘三钱　黄芩三钱　甘草三钱　桔梗三钱　荆芥二钱　防风二钱　枝子三钱　薄荷二钱　双花二钱　川连三钱　牛子三钱　元参三钱　川军三钱　朴硝三钱

【用法】 水煎服。

【出处】 商都（《十万金方》第三辑）。

【主治】 一切咽喉肿痛症。

【方药】 桔梗二钱　甘草一钱半　双花三钱　丹皮二钱　连翘三钱　知母二钱　云苓二钱　寸冬四钱　黄芩三钱　花粉二钱　怀膝三钱　竹叶一钱半　栀子一钱半　灯心一撮　白芍二钱

【用法】 水煎服。

【出处】 阳原县马锡山（《十万金方》第三辑）。

【主治】 咽喉疼痛，头痛，乍寒，乍热，百节不舒，大便不利等症。

【方药】 元参二钱 豆根二钱 射干二钱 黄连二钱 牛蒡子二钱 川军一钱半 栀子二钱 黄柏二钱 元明粉二钱 银花二钱 桔梗二钱 连翘二钱 花粉二钱 石膏五钱 黄芩二钱 生草二钱 马勃二钱

【制法】 煎剂。

【用法】 水煎服。

【治验】 二剂痊愈（经治多人有效）。

【出处】 阳原县梁兴汉（《十万金方》第三辑）。


【主治】 嗓子肿疼，饮食难下，音哑声嘶。

【方药】 牛子三钱 连壳三钱 川连二钱 栀子三钱 桔梗三钱 银花三钱 元参三钱 薄荷二钱 条苓三钱 粉草二钱

【用法】 水煎，日服两次，每次一茶盅。

【加减】 有表证者加荆芥、防风；便燥者加大黄明粉。

【出处】 涿县崔玉林（《十万金方》第六辑）。


【主治】 咽喉两边发红疼痛。

【方药】 生地四钱 桔梗二钱 寸冬四钱 葛根三钱 薄荷二钱 二花四钱 大贝二钱 栀子二钱 连轺二钱 丹皮三钱 甘草一钱 板蓝根二钱 双桑叶三钱

【制法】 水煎。

【用法】 内服。

【出处】 清丰苗云瑞（《河南省中医秘方验方汇编》续一）。

【主治】 喉部红肿疼痛难忍。

【方药】 月石　炉甘石　乳香　没药　石脂　龙骨　梅片各等分（梅片少许）

【制法】 共为细面。

【用法】 吹患处。

【出处】 商专进修班（《河南省中医秘方验方汇编》续二）。

【主治】 咽喉肿痛。

【方药】 海浮石一分　川连一分　月石二分　雄黄二分　珍珠一分　蒌仁霜三分　青黛二分　山豆根三分　柿霜二分　朱砂一分　儿茶一分　冰片一分

【制法】 共研细末。

【用法】 吹入患处，并用刀刺耳静脉出血。

【出处】 商专龙云岫（《河南省中医秘方验方汇编》续二）。

【主治】 咽喉肿痛。

【方药】 梅片二分　元明粉三分　辰砂二分　五倍子一分　牛黄一分　元寸一分　雄黄六分

【制法】 共研细面。

【用法】 用少许吹患处。

【出处】 新专李清华（《河南省中医秘方验方汇编》续二）。

【主治】 热证喉痛。

【方药】 西瓜霜五钱　辰砂二钱　黄柏二钱　栀子二钱　大黄一钱　甘草三钱　冰片一钱

【制法及用法】 共研细末，吹患处。

【禁忌】 燥火食物。

【提示】 本方以寒治热，对热证喉痛有效。

【出处】 廖桐生（《成都市中医验方秘方集》第一集）。

【主治】 喉风痛。

【方药】 木通　银花　冬苋莲　紫荆树皮　开喉箭　搜骨风　见风消　虫蜕各等分

【制法】 水煎。

【用法】 内服。

【出处】 邓承古（《中医采风录》第一集）。

【主治】 咽喉红肿。

【方名】 绿仙丹

【方药】 银朱　黄丹　硼砂　明雄黄　山豆根　薄荷叶　当门子（麝香）　二梅片　真熊胆　胡黄连各等分

【制法及用法】 共研成细粉，用喉枪吹入咽喉部，每日吹十余次。

【出处】 省中医进修学校学员李学文（《江西省中医验方秘方集》第二集）。

【主治】 喉痛。

【方药】 凤凰衣七个　川贝母六钱　白芍四钱　天冬四钱

玄参四钱　正二梅六分　西藏青果五钱

　　【制法及用法】　共研细粉，以喉枪吹入少许，每日数次。

　　【禁忌】　辛辣厚味食物。

　　【出处】　宜黄县凰冈镇潘作棠（《江西省中医验方秘方集》第二集）。


　　【主治】　喉痛。

　　【方药】　川贝一钱　玄参二钱　桔梗三钱　酒黄芩二钱　木通一钱　枳壳一钱五　牛子一钱　熟军四钱　薄荷一钱五　粉草一钱　车前一钱五分　竹叶灯心为引

　　【制法】　水煎。

　　【用法】　内服。

　　【出处】　鄂城县（《湖北验方集锦》第一集）。


　　【主治】　肺热喉痛。

　　【方药】　玄参四钱　射干三钱　麦冬三钱　桔梗三钱　豆根三钱　二花二钱　连翘二钱　荆芥二钱　防风二钱　僵蚕二钱　生军三钱　甘草一钱

　　【制法】　水煎。

　　【用法】　饭后服。

　　【提示】　忌生冷水。

　　【出处】　建始县（《湖北验方集锦》第一集）。


　　【主治】　咽喉肿痛。

　　【方药】　黄连一钱　黄柏二钱　知母二钱　连翘三钱　栀子

三钱　桔梗三钱　薄荷二钱　甘草二钱　玄参二钱　黄芩二钱　防风二钱　牛子二钱　大黄二钱　玄明粉二钱

【制法】　水煎。

【用法】　内服，兼刺少商、合谷、风府，疗效更好。

【出处】　沙市（《湖北验方集锦》第一集）。


【主治】　咽喉肿痛。

【方药】　石膏一钱　射干一钱　山豆根一钱　冰片二分　月石一钱　元明粉五分　人中白五分　胆矾五分　青黛五分　朱砂一钱

【用法】　研细末，放瓶内密封，临用吹喉间。

【出处】　金华县郭焕然（《浙江中医秘方验方集》第一辑）。


【主治】　一般喉痛干燥（喉呛噙化丸）。

【验方】　大梅片三分　大贝母三钱　诃子肉二钱　西月石四钱　煅胆矾一钱　元参三钱　元明粉四钱　薄荷五钱　黑山栀三钱　生甘草二钱　桔梗二钱

【用法】　共研细末，炼蜜为丸，如桐子大。

【出处】　强冠玉（《中医验方交流集》）。


【主治】　咽喉肿痛。

【方名】　外治异功散

【方药】　斑蝥一钱五分　血竭　乳香　没药　全虫　元参　台麝　梅片以上药各一分五厘

【制法】　将斑蝥去翅足，共诸药研细末，装于瓶内，勿使泄气。

【用法】 遇有咽喉肿痛将药捻作小块（豆粒大），左肿贴右，右肿贴左，左右俱肿，贴于结喉处，外敷小膏药，敷五六时许，揭起膏药，如有红泡时用银针挑破，拭净毒水，若再辅以针刺少商内迎香出血更妙。

【治验】 后十八项，袁如，男四十岁患喉肿痛，痛苦异常，饮食点滴不能下咽，呼吸困难，急用此药两小粒，外用胶布敷之，半月许，呼吸顺利，饮食亦下，过二三天就好了。

【出处】 康保县后十八顷村关世明（《十万金方》第六辑）。


【主治】 咽喉肿疼，口内腐烂等症。

【方药】 人中白一钱　儿茶一钱　真青黛一钱　真硼砂一钱　卜荷五分　元明粉五分　马勃五分　梅片二分　牛黄三分　珍珠二分

【用法】 以上共为细末，吹患处，日四五次。

【治验】 马店张某某之女，军诜石某某之子，均用此药而愈。

【出处】 伍仁桥医院李绍润（《祁州中医验方集锦》第一辑）。


【主治】 咽喉肿痛。

【方药】 正川连　硼砂　苦瓜霜　冰片　珍珠　芭蕉壳（烧灰）各三分　琥珀　川花粉　山豆根各二分　胆星　真青黛各一分　儿茶五分

【用法】　共研为极细末，吹入喉中患处。每次用五分。

【提示】　此方即吹喉散。

【出处】　上杭县谢联榕（《福建省中医验方》第三集）。

【主治】　咽喉肿痛。

【方药】　钟乳　鸡内金　硼砂　僵蚕　川连　粉草　石膏　川贝　薄荷　胆星　人中白　朱砂　珍珠　琥珀各三分　牛蒡　雄黄　青黛　胆矾各五分　儿茶一钱　冰片一分

【用法】　混合研末，吹入喉中即见效。

【出处】　福州市李赓扬（《福建省中医验方》第三集）。

【主治】　咽喉红、疼痛。

【方药】　生地黄三钱　黑元参三钱　北连翘三钱　淡竹叶一钱半　西豆根三钱　焦枯芩三钱　双白皮三钱　薄荷叶一钱　焦栀子三钱　甘草一钱半

【用法】　煎两次先后分服，若服一二剂不效者，减去连翘、双皮加川贝一钱半，桔梗一钱半，丹皮三钱。

【出处】　邹梧生（《崇仁县中医座谈录》第一辑）。

【主治】　咽喉肿痛。

【方药】　梅片二分　元明粉三分　辰砂二分　五倍子一分　牛黄一分　元寸一分　雄黄六分

【制法】　共为细末。

【用法】　吹患处。

【出处】　李清华（《河南省中医秘方验方汇编》）。

【主治】 咽喉红肿疼痛或喉烂。

【方药】 生地三钱　元参三钱　双皮三钱　连轺三钱　西豆根三钱　竹叶一钱半　丹皮三钱　青黛一钱半　寸冬一钱半　浙贝三钱　桔梗一钱半　薄荷钱半　甘草一钱半

【用法】 隔水煎两次，先后分服，四小时服一次，连服三剂，轻者全愈，重者减轻，倘服药不愈，大便燥结，加川庄三钱，焦栀子三钱，枯芩三钱。

【出处】 邹梧生（《崇仁县中医座谈录》第一辑）。

【主治】 咽喉肿痛。

【方药】 养阴清肺汤：生地五钱　元参五钱　贝母三钱　丹皮二钱　薄荷二钱　麦冬三钱　白芍三钱　桔梗一钱半　甘草二钱

【用法】 水煎服。

【出处】 姜正卿（《中医验方汇编》）。

【主治】 咽喉红肿。

【方药】 西瓜霜一钱半　朱砂三钱　硼砂一钱半　血竭五厘　雄黄一钱　元寸三分　梅片一钱半

【制法】 共为细末。

【用法】 吹患处。

【出处】 殷天章（《河南省中医秘方验方汇编》）。

【主治】 咽喉肿痛。

【方药】 月石二两　元明粉一两　煅石膏一两　梅片三钱　薄荷霜三钱　真琥珀二钱　真熊胆五钱　寸香五分　牛黄五分　珍珠三粒

【制法】　共为细末。

【用法】　上患处。

【出处】　郑书臣（《河南省中医秘方验方汇编》）。

【主治】　咽喉肿痛，发渴（感冒）。

【方药】　连翘三钱　生地三钱　升麻一钱　葛根三钱　木通二钱　赤芍一钱半　牛蒡子三钱　麦冬三钱　薄荷二钱　甘草一钱半

【用法】　水煎服，灯心一撮为引。

【出处】　西宁市卫协李耀亭（《中医验方汇编》）。

【主治】　喉内肿痛，初起一二天。

【方法】　针刺少商穴、十宣穴、合谷穴，耳后青筋以75%酒精消毒后，用刀割断青筋，再用小壶装水冲伤处，大约冲洗三次可愈。

【出处】　商专李思堂（《河南省中医秘方验方汇编》续二）。

# 二、咽喉溃烂

咽喉溃烂多因咽喉肿痛没有及时治疗或者久治不愈而导致。轻者多为咽喉部黏膜的溃疡，重者则出现多处较深在或者大面积的溃烂，疼痛难忍。

**【主治】** 喉中溃疡，能长肉生肌（吴氏又名子药）。

**【验方】** 明朱砂<sub>六分</sub> 硼砂<sub>五钱</sub> 梅片<sub>五分</sub> 玄明粉（制）<sub>五钱</sub>

**【用法】** 研极细末。

**【出处】** 黄伯铭（《中医验方交流集》）。

**【主治】** 咽喉肿溃烂。

**【方药】** 西瓜霜<sub>一钱</sub> 飞辰砂<sub>四分</sub> 二梅<sub>三分</sub> 人中白<sub>二分</sub>

**【用法】** 共研细末吹喉。

**【出处】** 刘光熹（《崇仁县中医座谈录》第一辑）。

**【主治】** 喉咙腐烂。

**【方药】** 青黛<sub>五钱</sub> 甘草<sub>三钱</sub> 细茶<sub>一钱</sub> 荸子粉<sub>二钱</sub> 二梅<sub>五分</sub> 元寸<sub>一分</sub>

**【制法及用法】** 上药共研细末，用瓷瓶装好，待用时适量取出吹喉，日约二三次。

【出处】 邓守和（《崇仁县中医座谈录》第一辑）。

【主治】 喉癣，喉中缺津，黄干强硬，有时痛，有时痒，或失音。

【方药】 诃子肉三钱　乌梅肉三钱　寸冬五钱　炙桔梗三钱　金石斛三钱　花粉三钱　代赭石三钱　炒牛子五钱　盐元参三钱　二花三钱　甘草一钱五分

【制法】 水煎。

【用法】 内服，轻病五剂，重病十剂可愈。

【出处】 商专常秀林（《河南省中医秘方验方汇编》续二）。

【主治】 喉间溃疡。

【方药】 煅龙骨二分　青黛一分　元明粉2元　象皮二分　西瓜霜八分　黄柏三分　梅花片三分

【用法】 把以上药物研成粉末吹入喉内。

【提示】 此方疗效好。

【出处】 江西东乡（《中医名方汇编》）。

【主治】 咽喉肿痛溃烂。

【方药】 朱砂一钱　牛黄二分　人中黄一钱　梅片五分　寸香一分　人中白一钱　连珠一分

【用法】 为细面，每日吹四五次；内服日三次，每次三分，白水送下。

【出处】 南柳絮胡云逢（《祁州中医验方集锦》第一辑）。

## 附：烂喉痧

【主治】 阴盛于下，格阳于上，以致虚火上炎，喉中肿疼，有如烂喉痧症。

【方名】 滋阴纳阳汤

【方药】 熟地一两　麦冬一两　山萸肉一两　制附子一钱　车前一钱　五味一钱

【制法】 贮于锅中，用水熬煎。

【用法】 湿药冷服，分两次服完。

【治验】 予用此方治愈多人，确有卓效（按此方服用，须经过医生诊视）。

【出处】 康保县土球子公社医院李亚卿（《十万金方》第三辑）。

【主治】 烂喉痧初起，发热头痛。

【方药】 荆芥二钱　防风二钱　豆豉二钱　牛蒡子二钱　桔梗二钱　杏仁钱半　贝母二钱　人中黄二钱　西河柳三钱　桑白皮三钱　粉葛根二钱　甘草二钱

【用法】 用水二茶杯，煎至一茶杯，清出，饭前温服。隔三小时，渣再煎服。

【加减】 若耳前后肿痛者加柴胡、粉葛根、白蒺藜各二钱；若舌黄燥渴者加桑叶、石斛各二钱。小儿按年龄酌减。

【出处】 （《青海中医验方汇编》）。

# 三、咽喉炎

咽喉炎，主要指咽喉部的炎症，尤其以咽部炎症，即咽炎更为常见。主要症状为：咽喉干燥，经常感觉疼痛、发痒，容易咳嗽，或者恶心。症状时轻时重，缠绵难愈。

本病可分为急性咽喉炎和慢性咽喉炎两种。若急性咽喉炎治疗不彻底，容易反复发作而转为慢性。

【主治】 喉痹。

【方药】 田三七

【用法】 研末吹患处，内服鸡苏喉痹饮（射干四钱，玄参二钱，大力子二钱，僵蚕二钱，桔梗四钱，银花四钱）用水煎服。

【出处】 蓬安县中医学会（《四川省医方采风录》第一辑）。

【主治】 急性及慢性咽炎、喉炎。

【方药】 牛蒡子一钱

【用法】 水煎，每天吃 3~4 次，三四天可好，最多不超过四天。

【出处】 天津师大医务室（《中医名方汇编》）。

【主治】 口腔炎（咽喉发炎亦可治）。

【方药】 鲜半边莲一握

【制法及用法】 将上药用开水洗净、阴干，用时取药一两捣汁，开水冲服一半，其余一半洗患处。

【出处】 李正人（《崇仁县中医座谈录》第一辑）。


【主治】 喉部发炎。

【方药】 生石膏 麻黄各少许

【制法】 共为细面。

【用法】 吹患处。

【出处】 新专史延宾（《河南省中医秘方验方汇编》续二）。


【主治】 喉部发炎。

【方药】 元参一两 川军一钱

【制法】 水煎。

【用法】 内服。

【出处】 新专王庆修（《河南省中医秘方验方汇编》续二）。


【主治】 喉头发炎。

【方药】 夏枯草五钱 竹叶一把

【制法】 水煎。

【用法】 内服。

【出处】 建始县（《湖北验方集锦》第一集）。

【主治】 一切喉症属火者。

【方药及用法】 鲜柏叶五两，加生白蜜调和，以茶匙时时挑咽之，消肿退火神效。

【针刺法】 医生以两手从臂上摩至大拇指间四五十下，以绳扎住男左女右大指甲旁，以针刺出血，亦是良法。

【出处】 安国北段村史云如（《祁州中医验方集锦》第一辑）。

【主治】 喉头炎。

【方药】 橄榄一钱五分 青黛一钱 二梅片三分

【制法及用法】 将上药共研细粉用喉枪吹入喉部，每日十余次。

【禁忌】 有刺激性食物。

【出处】 宜春县卫协分会杨阜民（《江西省中医验方秘方集》第二集）。

【主治】 咽喉炎。

【方药】 朱砂一钱 月石三钱 牛黄一分 珍珠一个

【制法】 共研极细。

【用法】 吹患处。

【出处】 滑县阎泰宾（《河南省中医秘方验方汇编》续一）。

【主治】 喉痹，兼之口舌生疮。

【方药】 寒水石二钱 硼砂一钱 辰砂三钱 梅花片一分 儿茶一钱

【制法】 共研细末。

【用法】 以少许放在舌上，津液咽下。

【出处】 鄂城县（《湖北验方集锦》第一集）。

【主治】 喉症。

【方药】 吹喉瓜霜散：西瓜霜二钱　上辰砂四分　上冰片二分　人中白（煅）二分　明雄黄四钱

【用法】 各研细末，和匀再研极细末，频吹喉内。

【出处】 郭起芳（《中医验方汇编》）。

【主治】 咽喉炎。

【方药】 橄榄炭　贝母各二钱　薄荷　黄柏各一钱　凤凰衣　二梅片各五分

【用法】 研末，吹入喉内。

【出处】 顺昌县薛元亨（《福建省中医验方》第三集）。

【主治】 一般喉头发炎症初起。

【方名】 吹喉散

【方药】 西瓜霜五钱　月石五钱　黄芩一钱　黄连一钱　栀子一钱　朱砂六分　青黛六钱　熟石膏三钱　玄明粉三钱　冰片五分　麝香三分　薄荷冰一分　藏青果三钱

【制法及用法】 共研细末，吹入喉中。

【提示】 此方吹喉有消炎解热作用。方中西瓜霜是将白矾装入西瓜中，悬挂通风处，外面即产生白霜一层，将霜扫下即是西瓜霜。西瓜含配糖体，内服可降低血压，故制成霜后可减低局部炎症。青黛是由我国土靛（即蓼蓝叶）发酵后上浮泡沫（一名靛花）干燥而成的蓝色轻松块体，含有蓝靛余质，为有名的清热、消炎、解毒药，适用于各种口腔炎、齿龈炎、斑疹、疮疡、鼻衄、吐血、小儿惊痫、头部湿疮等症。惟化学染料流行后，土靛即遭到天然淘汰，真正青黛早已绝迹市场，洋靛花则毫无作用，故不如干脆不用。

**【出处】**　吴文斋（《成都市中医验方秘方集》第一集）。

**【主治】**　虚火喉炎，口不渴，身不发烧者。

**【方药】**　六味地黄丸加盐柏、肉桂、牛膝、前仁、白术、附片

**【制法】**　水煎。

**【用法】**　内服。

**【出处】**　胡明生（《中医采风录》第一集）。

**【主治】**　喉头炎。

**【方药】**　人参败毒散加炮甲、漏芦

**【制法】**　水煎。

**【用法】**　内服。

**【出处】**　刘体全（《中医采风录》第一集）。

**【主治】**　急性咽喉炎。

**【方药】**　西黄四分　　川贝母三钱　　梅片四分　　元精石四钱　珠粉五分　月石二钱　人中白三钱

**【用法】**　共研细末，贮瓶内，勿使泄气，每次用少许吹于患处，每日数次。

**【出处】**　西宁铁路医院（《中医验方汇编》）。

【主治】 喉症。

【方药】 明矾二两 珍珠（煅）五分 梅片五分 雄黄（春天用二钱半，夏天用三钱，秋天用二钱，冬天用三钱）

【制法】 共研细末。

【用法】 每早晚各吹喉部一次，不用饮水。

【出处】 王静轩（《大荔县中医验方采风录》）。


【主治】 喉症。

【方药】 南星 巴豆霜 朱砂 乌药各等分

【制法】 共研细末，面糊为丸，如麻子大。

【用法】 内服：十岁以下三丸，十岁以上九丸，十五岁以上二十丸，二十岁以上二十一丸。

【出处】 王静轩（《大荔县中医验方采风录》）。


【主治】 喉症。

【刺法】 将患者耳后红白点用粗针刺出血，并用南山麻约三寸，烧灰存性，入麝香各等分，研细末敷出血处。

【出处】 王静轩（《大荔县中医验方采风录》）。


【主治】 喉头炎。

【方药】 元参三钱 生地三钱 丹皮二钱 牛子三钱 石膏五钱 射干二钱 赤芍一钱五 甘草二钱

【制法】 水煎。

【用法】 内服。

【出处】 沔阳县（《湖北验方集锦》第一集）。

# 四、梅核气

梅核气，是指咽部似有梅核阻塞，咯之不出、咽之不下、时发时止为特征的一种病证。咽部的异常感觉，有痰黏感、蚁行感、灼热感、梗阻感、异物感等。多因情志不遂，肝气瘀滞，痰气互结，停聚于咽所致。

梅核气不会真正影响进食。如异物感存在并有碍进食，需前往医院诊治。

【主治】　喉中如有一物，吃饭即挡。

【方药】　子油桂—钱　打过籽的白菜根—棵

【用法】　共为细末，每服二钱，白水送下，日服三次。

【治验】　安国西章令李某某曾患此症，经用此药三剂而愈。

【出处】　焦庄乡医院高兰芬（《祁州中医验方集锦》第一辑）。

【主治】　咽喉如肉脔，如痰，吐之不出，咽之不下，不妨碍饮食。女人多患之。

【方药】　黑矾（又名皂矾）二钱　梅花冰片—钱

【制法及用法】　用新瓦一片将黑矾置上，用火炙之。煅令烟尽，冷透，与冰片共研为细末。每天早、午、晚，每次用纸管吹入喉内一厘。

【禁忌】 禁用铁器吹入。

【出处】 晋城县苗皎明（《山西省中医验方秘方汇集》第二辑）。

【主治】 咽中如物梗阻，吞之不下，吐之不出。

【方药】 半夏三钱　夏朴二钱　茯苓三钱　生姜四钱　苏叶二钱

【制法】 水煎。

【用法】 日服四次，以上为成人量。

【出处】 建始县（《湖北验方集锦》第一集）。

【主治】 咽喉疼痛，如有核状。

【方药】 元参四钱　麦冬三钱　山豆根三钱　胖大海三钱　射干三钱　黄芩三钱　甘草三钱

【用法】 水煎服

【出处】 沽源县紫绍胜（《十万金方》第三辑）。

【主治】 梅核气（咽喉中似有瘀肉，吐之不出，咽之不下）。

【方药】 茯苓二钱　川朴二钱　苏叶二钱　半夏二钱　橘仁二钱　青皮二钱　枳实二钱　砂仁一钱　建曲二钱　白蔻一钱　槟榔一钱　益智仁一钱

【用法】 水煎温服。

【出处】 岢岚李硕辅（《山西省中医验方秘方汇集》第三辑）。

# 五、声音嘶哑

声音嘶哑，轻者仅见音调变低、变粗，重者发声嘶哑，甚至只能发出耳语声或失音。中医认为，外感侵袭以及肾虚、肝郁等内伤疾病均可导致。

【主治】 卒然音哑。

【方药】 土蜂窝七个

【用法】 水煎数沸，倒出澄清。每次服半茶盅，日服三次。

【出处】 徐水县李长江（《十万金方》第十辑）。

【主治】 喉痛声嘶音哑。

【方药】 青蛙胆

【用法】 用少许点舌上。

【出处】 湘乡县中医（《湖南省中医单方验方》第一辑）。

【主治】 哑喉症。

【方药】 蛇蜕四钱

【制法】 烧成灰研细。

【用法】 吹鼻孔内即愈。

【出处】 向尊荣（《中医采风录》第一集）。

【主治】 喉头红肿、疼痛，声音消失，口不欲咽并治鼻炎。

【方药】 石胡荽（又名鹅不食草）<sub>不拘多少</sub>

【制法及用法】 新鲜取来用水洗净，干尽水分将叶捻成团，榨取其浆汁，以盅盛之，冷服。连服二三次，每次一小盅。

【禁忌】 辛热等刺激食品。

【出处】 瑞昌县卫协分会欧有初（《江西省中医验方秘方集》第二集）。

【主治】 肺病声哑。

【方药】 百合粉

【用法】 用百合粉和开水冲服有效。

【出处】 江西赣县范暹明（《中医名方汇编》）。

【主治】 音哑。

【方药】 节菖蒲<sub>三钱</sub>　全蜕<sub>三钱</sub>

【用法】 水煎服，一日服两次。

【出处】 公主岭李兆丰（《吉林省中医验方秘方汇编》第三辑）。

【主治】 声音嘶哑及一切急性音哑症。

【方药】 白茵陈<sub>三钱</sub>　蝉蜕<sub>三钱</sub>　桑叶<sub>三钱</sub>

【制法及用法】 水煎服。

【提示】　本方对声音嘶哑有疗效，如再加以诃子、桔梗更佳。

【出处】　覃湘霖（《成都市中医验方秘方集》第一集）。

【主治】　喉炎声嘶。

【方药】　淡竹叶三钱　冰糖三钱　甘草一钱　桔梗二钱

【用法】　水煎，至冰糖溶化为度，代茶频服。

【提示】　凡演讲、唱歌、说话太多引起之物理刺激性喉炎，均可治愈。

【提示】　本方即甘桔汤加味。

【出处】　晋江县赵正山（《福建省中医验方》第二集）。

【主治】　喉哑。

【方药】　马勃一两　生礞石五钱　硼砂二钱半　冰片一钱

【制法】　共为细面，炼蜜为丸一钱重。

【用法】　每日二至三次，开水送下。

【出处】　新专史延宾（《河南省中医秘方验方汇编》续二）。

【主治】　咽喉失音。

【方药】　人乳二两　白蜜二两　梨汁四两　香椿芽汁（如无鲜者，干香椿芽为末亦可）四两

【用法】　先将白蜜和香椿芽汁调在一处，人乳待可用时再兑，以防腐臭。

【注解】　咽喉失音多因肺气受伤，阴津失润，肺之上窍肿，紧或松弛，致喉音不清，人乳、白蜜、梨汁，多为滋养

清肺之剂，香椿芽之香，以生其血分上行之力，佐以清滋梨乳，肿即可消，故咽喉失音，收效甚速。

【出处】 安国北段村史云如（《祁州中医验方集锦》第一辑）。

【主治】 声音嘶哑。

【方药】 角参三钱 麦冬三钱 桔梗三钱 甘草二钱 南布茄一两

【用法】 水煎服。

【提示】 单用南布茄一味，治声音嘶哑也见效。

【出处】 铜梁县联合诊所（《四川省中医秘方验方》）。

【主治】 咽喉干燥音哑。

【方药】 玄参三钱 射干三钱 羌活三钱 麦冬五钱 桔梗四钱 通大海五枚

【制法】 水煎。

【用法】 内服。

【出处】 郧县（《湖北验方集锦》第一集）。

【主治】 嗓子音哑，不疼。

【方药】 芥穗三钱 薄荷三钱 桔梗三钱 天虫二钱 防风一钱半 川羌一钱半 细辛八分 海浮石四钱 川芎二钱 白芷二钱 苏叶二钱 粉草二钱 灯心引 饭后水煎服

【治验】 郑庄郑振江、刘庄王明顺等多人，均一剂而愈。

【出处】 焦庄乡医院王明垚（《祁州中医验方集锦》第一辑）。

【主治】　病后失音，声带瘫痪。

【方药】　桔梗三钱　法半夏五钱　薄荷叶四钱　紫苏叶三钱　生甘草二钱　正根朴四钱　桃仁三钱　红花二钱　冰糖一两

【用法】　用水煎服。

【出处】　仇彦昭（《四川省医方采风录》第一辑）。


【主治】　失音（声嘶哑）。

【方药】　党参　白芍　茯苓各四钱　白术三钱　挂片　诃子　均姜各二钱　五味一钱　广豆根二钱

【制法】　水煎。

【用法】　内服。

【出处】　吴开富（《中医采风录》第一集）。


【主治】　喉痛声哑。

【方药】　原粒三七一至二钱　桔梗二钱　象贝二钱　知母四钱　生甘草二钱　蝉蜕一钱　制半夏三钱

【用法】　水煎服。

【提示】　成人剂量。

【出处】　西宁中医院张险涛（《中医验方汇编》）。


【主治】　音哑、声嘶。

【方药】　生地一两　元参一两　浙贝四钱　寸冬四钱　丹皮四钱　白芍四钱　薄荷二钱　甘草二分

【用法】　水煎服。

【出处】　李绍达（《河南省中医秘方验方汇编》）。

# 六、扁桃体炎

　　扁桃体炎是扁桃体的炎症，可分为急性扁桃体炎和慢性扁桃体炎。主要症状有经常感觉咽部疼痛不适，发干发痒，刺激性咳嗽，口臭等。严重的扁桃体肿大可能会导致呼吸困难，需引起重视。

【主治】　治单双喉蛾咽喉肿疼，水不下咽。

【方药】　蚯蚓一条

【制法】　用瓦上焙干为细面。

【用法】　每服一钱。为吃下去能有更好的效果，可将药面吹肿处更佳。

【出处】　延庆县吴廷藻（《十万金方》第三辑）。

【主治】　喉蛾（单蛾）。

【方药】　枸杞根一两

【用法】　将上药捶醋含之，随涎慢慢咽下去。

【出处】　长泰县城关联诊所范长（《采风录》第一集）。

【主治】　喉蛾（单双喉蛾）。

【方药】　小牙皂

【用法】 炒松，研极细末，用小竹管吹入喉中。

【提示】 禁忌糖类。

【出处】 长乐县陈铣良（《福建省中医验方》第二集）。

【主治】 喉哦（一切急性喉炎）。

【方药】 消山虎（又名满天星）

【用法】 捶烂，和蜜为丸，如指头大（计可做十数枚），每次放一枚于口中，每一小时更换一枚，如有唾液应随即吐出。

【提示】 若取汁和蜜同服亦可。

【出处】 云霄县方鸿鹏（《福建省中医验方》第三集）。

【主治】 单双喉蛾。

【方药】 鸡内金

【用法】 焙燥研成末，吹喉。

【出处】 新田县中医（《湖南省中医单方验方》第一辑）。

【主治】 单双喉蛾肿痛。

【方药】 红苋菜根—两

【用法】 烧灰，吹喉。

【出处】 宁乡县中医（《湖南省中医单方验方》第一辑）。

【主治】 扁桃肿疼痛，不论一侧或两侧。

【方药】 百合花须

【用法】 焙干研末，吹喉。
【出处】 泸溪中医刘景钧（《湖南省中医单方验方》第二辑）。

【主治】 扁桃体肿，不论一侧或两侧者。
【方药】 蟢蛛窠（又叫壁钱）
【用法】 焙干研末，吹喉。
【出处】 泸溪县中医李成业、谭世祥、杨松龄（《湖南省中医单方验方》第二辑）。

【主治】 扁桃体肿痛，无论一侧或双侧者。
【方药】 大皂角三钱
【用法】 研细末，用鸡蛋清调化吞服。
【出处】 花垣县中医唐焕文（《湖南省中医单方验方》第二辑）。

【主治】 无论单双喉蛾，咽喉梗痛发热项肿咽下困难。
【方药】 生菜油，成人每次量二十毫升，每日三次。
【用法】 咽服。
【出处】 澧县红庙中心联合诊所张冠华（《湖南省中医单方验方》第二辑）。

【主治】 喉蛾（不拘单双）。
【方药】 蚰蜒虫二只
【用法】 用新汲井水将蚰蜒洗净，放碗内，上撒白糖，少顷，蚰蜒即溶化为水，与患者食之，轻者一二次，重者三四次即愈。

【出处】　省立中医院龚夫祥（《湖南省中医单方验方》第二辑）。

【主治】　喉蛾。
【方药】　挖耳子草瓢瓢
【制法】　焙干研末。
【用法】　将药吹于患处。
【出处】　奉节县刘吉生（《四川省医方采风录》第一辑）。

【主治】　喉蛾。
【方药】　鳗鱼胆数个
【制法】　研面。
【用法】　吹蛾上。
【出处】　徐鹤鸣（《中医采风录》第一集）。

【主治】　喉蛾久肿不溃。
【方药】　白牛膝根一握
【制法】　洗净捣汁。
【用法】　滴蛾上，或含漱均可。
【出处】　王心一（《中医采风录》第一集）。

【主治】　双蛾、单蛾、一切咽喉红肿。
【方药】　破铜钱草（又名马脚迹草　如鸡蛋多）
【制法及用法】　新鲜采来洗净捣汁，和人乳兑服一二次。

　　【禁忌】　辛辣等食物。

　　【出处】　丰城县卫协分会（《江西省中医验方秘方集》第二集）。


　　【主治】　扁桃体炎。

　　【方药】　燕子窝泥一撮

　　【用法】　捣烂，用鸡蛋白调匀，涂两颈侧发炎部分。

　　【出处】　黄象贤（《崇仁县中医座谈录》第一辑）。


　　【主治】　喉蛾。

　　【方药】　寿支夹（草药，又叫凤仙花）

　　【用法】　将此药焙干（多少不拘），然后把它研成末，吹入喉部患处。

　　【提示】　喉蛾亦名扁桃体炎，咽喉红肿增大。

　　【出处】　江西信丰（《中医名方汇编》）。


　　【主治】　蛾症。

　　【方药】　水莴苣菜五钱

　　【制法】　阴干，研成细末。

　　【用法】　吹入喉内，蛾即消。

　　【出处】　蒋朝顺（《贵州民间方药集》增订本）。


　　【主治】　蛾症。

　　【方药】　青鱼（产于都匀）之胆

　　【制法】　将捕获之鱼趁未死时取出其胆，阴干成末。

【用法】 吹入喉内，立消喉肿。

【出处】 都匀民间流行（《贵州民间方药集》增订本）。

【主治】 喉蛾。

【方药】 大蒜瓣如蚕豆大一块

【用法】 先将喉蛾用银针挑破，再将大蒜捣泥，敷于经渠穴（此穴在寸部上），如起水泡，挑使水流出。内服甘桔汤自愈。

【出处】 鄂城县（《湖北验方集锦》第一集）。

【主治】 喉蛾。

【方药】 马兰头根

【用法】 上药煎汁服。

【提示】 马兰头根，甘寒解毒，喉症初起，用新鲜马兰头捣汁服更佳。每服一匙，日二至三次，如煎服可用一两。

【出处】 江山县郑鹤年（《浙江中医秘方验方集》第一辑）。

【主治】 单双喉蛾。

【方药】 白沙参，即瞿麦根

【用法】 每次一两，煎服。

【出处】 乐清县徐建卿（《浙江中医秘方验方集》第一辑）。

【主治】 喉蛾喉风。

【方药】 大蒜头三瓣

【用法】 去衣捣烂，敷患者右手脉门，上复蚌壳，用线扎住，俟起泡用针挑破去毒水（挑破前先查脑后如有红点，再用银针挑破）。

【出处】 江山县毛义善（《浙江中医秘方验方集》第一辑）。

【主治】 扁桃体炎。

【方药】 鹅仔草—握

【用法】 取鲜鹅仔草洗净，用水一碗煎成二分之一，分两次酒糟调服，每隔四小时服一次。

【出处】 肖彩云（《崇仁县中医座谈录》第一辑）。

【主治】 扁桃体炎。

【方药及用法】 以臭花娘子根打汁，饮约半碗，于发炎时服之，很有效。

【提示】 此系民间秘方，服两次后永不复发。

【出处】 周宏裕（《中医验方交流集》）。

【主治】 单双乳蛾（即咽喉肿痛，水饮不能进者）。

【方药】 猪牙皂—两　丝瓜子—两二钱

【制法】 以上两味打碎用新板瓦一个，文火焙干，为细面加冰片五分。

【用法】 用时将此药吹鼻中，患左吹右，患右吹左，如双患并吹，取嚏数次自消。

【出处】 涿鹿县岑效儒（《十万金方》第二辑）。

【主治】　急性喉瘪。

【方药】　灯心一只　冰片二分

【用法】　将灯心烧灰，和冰片研细末，用竹管吹入喉中。

【出处】　南靖县红旗社大营一连一队郑亚城（《采风录》第一集）。

【主治】　喉蛾。

【方药】　壁钱二个　冰片少许

【用法】　将壁钱用火煅过，和冰片研细，吹患处。

【出处】　华安县新圩联合诊所黄登高（《福建省中医验方》第四集）。

【主治】　扁桃体肿痛，不论一侧或双侧。

【方药】　明矾　雄黄等分　猪胆一个

【用法】　将明矾、雄黄二味灌入猪胆内挂于风处阴干，取下研末。取药末吹喉。

【出处】　泸溪中医康石甫（《湖南省中医单方验方》第二辑）。

【主治】　喉蛾。

【方药】　雄黄一分　蒜一粒

【制法】　捣绒。

【用法】　用蚕豆大一粒贴于经渠穴（穴在大拇指后，手腕尽处），用布包好，俟起泡时用针刺破，将水放去即愈。

【出处】　峨眉县罗才元（《四川省医方采风录》第一辑）。

【主治】 喉蛾。

【方药】 巴豆（去油）三钱　黄柏四钱

【制法】 共研细末，以纸卷成纸条。

【用法】 将药纸条烧燃起，用烟熏口内。

【出处】 峨眉县杜元生（《四川省医方采风录》第一辑）。


【主治】 喉蛾。

【方药】 蜘蛛五个　洗片一钱

【制法】 同捣如泥。

【用法】 将蛾刺破涂上。

【出处】 陈海荣（《中医采风录》第一集）。


【主治】 单双蛾。

【方药】 大浮萍二两　红奶浆草二两

【制法】 同淘米水煎。

【用法】 内服，服时兑白酒少许。

【出处】 向尊荣（《中医采风录》第一集）。


【主治】 单双喉蛾。

【方药】 土牛膝一两　菊花五钱

【制法】 水煎。

【用法】 当茶服。

【出处】 鄂城县（《湖北验方集锦》第一集）。


【主治】 单双喉蛾疼痛，不能饮水。

【方药】 青鱼胆　生石膏粉

【制法】　调成干湿得宜，阴干后研细，每两加冰片一钱。

【用法】　吹喉。

【提示】　此药越陈越好。

【出处】　鄂城县（《湖北验方集锦》第一集）。

【主治】　喉蛾。

【方药】　芙蓉花叶　鲜土牛膝根<sub>各五钱</sub>

【用法】　捣烂绞汁吞服，大人一匙，小儿减半。

【出处】　开化县吴海顺（《浙江中医秘方验方集》第一辑）。

【主治】　单双蛾（扁桃体炎）。

【方药】　白矾<sub>三钱</sub>　活蜘蛛<sub>一个</sub>

【用法】　焙干研末，吹入喉咙。

【出处】　西宁铁路医院（《中医验方汇编》）。

【主治】　喉闭、双单蛾、红白口疮。

【方药】　大蜘蛛<sub>一个</sub>　白矾<sub>倍蜘蛛量</sub>

【制法】　将白矾放砂锅中熔化，把蜘蛛放入，俟微枯取出，共为细末。

【用法】　喉闭，吹一二分在患处，每日二至三次，双单蛾同；红白口疮，手指洗净蘸药擦患处。

【出处】　西安市中医进修班杨瑞雪（《中医验方秘方汇集》）。

【主治】　扁桃体炎。

【方药】　鸡蛋清两个　红糖五钱　白糖五钱

【用法】　一次内服。

【出处】　小桥职工医院林世芳（《中医验方汇编》）。


【主治】　单双喉蛾。

【方药】　鸡内金五钱　冰片五分　硼砂一分

【制法】　共为细末。

【用法】　吹喉部。

【治验】　①张北县九区王财，男 12 岁患喉蛾肿痛，不能饮水吹三次愈。②张北县水毫宨村，男 42 岁患喉蛾肿痛，三四日不能饮水咽下困难，吹四次愈。

【出处】　张北县苗重升（《十万金方》第二辑）。


【主治】　扁桃体肿痛，咽下困难，或被有白膜。

【方药】　毛芥菜五钱　土牛膝五钱　麝香三厘

【用法】　洗净共同捣烂，加入冷开水少许取汁，用药汁滴入喉内。每日滴六七次。

【出处】　零陵县潮水乡联合诊所中医陈恕人（《湖南省中医单方验方》第二辑）。


【主治】　喉蛾。

【方药】　鸡屎藤（焙枯）　雄黄　枯矾

【制法】　共为细末。

【用法】　将药吹于患处。

【出处】　奉节县刘次和（《四川省医方采风录》第一辑）。

【主治】　扁桃体炎。

【方药】　枯矾　食盐（炒）　百草霜各等分

【制法】　研面。

【用法】　吹入喉内。

【出处】　唐元亮（《中医采风录》第一集）。


【主治】　喉生蛾子。

【方药】　明雄五钱　面粉二两　燕窝泥一两

【制法】　研面加酒炒热。

【用法】　外包喉痛处。

【出处】　白贤良（《中医采风录》第一集）。


【主治】　喉蛾。

【方药】　石膏　土黄连皮各五钱　寸香一分

【制法】　碾面筛过。

【用法】　将蛾刺破撒上药面。

【出处】　荣中华（《中医采风录》第一集）。


【主治】　单双蛾。

【方药】　百草霜一钱　寸香一分　蜂蜜五钱

【制法】　合研为丸。

【用法】　啥喉间徐徐溶化。

【出处】　王心一（《中医采风录》第一集）。


【主治】　喉蛾。无论单蛾或双蛾。

【方药】　人指甲（约）五分　麝香一分　二梅片一分

【制法及用法】 人指甲放阴瓦焙干，和药共研成极细粉，以喉枪将药粉吹入喉部，连续吹入二三次。

【反应】 药粉连续数次吹入，喉蛾即破，毒血流出，症状即逐渐减轻。

【禁忌】 流出毒血切勿咽下，并忌食辛辣、酒醋等刺激食品。

【出处】 贵溪县卫协分会熊云龙（《江西省中医验方秘方集》第二集）。

【主治】 单双蛾。

【方药】 牙皂（打碎）一两 丝瓜子一两六钱 冰片少许

【制法】 将前二味置新瓦上炙焦，加冰片研细。

【用法】 吹鼻中，患左吹右，患右吹左，双患均吹，以取嚏数次为度。

【出处】 鄂城县（《湖北验方集锦》第一集）。

【主治】 单双乳蛾（吴氏又名已药）。

【验方】 梅片二分五厘 雄精二钱 焰硝一两五钱

【用法】 上药共研细末。

【禁忌】 未溃可用，孕妇忌用。

【出处】 黄伯铭（《中医验方交流集》）。

【主治】 一切单双喉蛾。

【方药】 麝香一分 百草霜一钱 蜂蜜五钱

【制法】 前二味研细与蜂蜜合匀，装入杯内放火上炖化，等冷后做丸为梧子大。

【用法】 放口中含着溶化，缓缓咽下。

【出处】 重庆市中医进修学校周顺乾（《四川省中医秘方验方》）。

【主治】 喉蛾。

【方药】 百草霜　人指甲焙　血铨灰　灯心灰各等分

【用法】 共研末，吹入喉内。

【出处】 福清县俞慎初（《福建省中医验方》第二集）。

【主治】 单蛾（扁桃体炎）。

【方药】 人中白五分　制月石八分　儿茶四分　二梅片二分

【用法】 合研成细末，用磁罐贮存备用，临用时，用吹管吹入喉中患处。

【提示】 此方兼治口腔炎。

【出处】 建瓯县夏守财（《福建省中医验方》第三集）。

【主治】 喉蛾。

【方药】 方一：射干三钱　山豆根三钱　僵蚕二钱　全虫二钱
　　　　方二：冰硼散　加人指甲　灯草灰

【用法】 方一水煎服或噙亦可。方二将药研匀吹于患处。

【出处】 奉节县张在扬（《四川省医方采风录》第一辑）。

【主治】 单双蛾、喉痛，兼治鹅口疮。

【方药】 苦瓜霜五钱　月石三钱　青黛三钱　二梅片一钱

**【制法及用法】** 共擂成极细粉，以喉枪吹入，每次二至三分，每日吹数次。

**【出处】** 省中医进修学校学员黄春云（《江西省中医验方秘方集》第二集）。

**【主治】** 单双喉蛾疼痛，不能饮水。

**【方药】** 壁上蜘蛛窝十个（去掉内外不净之丝）烧存性 青黛五分 月石五分 冰片五分

**【制法】** 共乳细末。

**【用法】** 先用盐水嗽口，再吹上药，一日五六次。

**【出处】** 鄂城县（《湖北验方集锦》第一集）。

**【主治】** 口腔炎（扁桃体炎）。

**【方药】** 红牛膝梗一两 鸡苏梗五钱 艾叶炒七个 独枝乌椿树苗皮

**【用法】** 以上药煎水洗，继用茶树根捣汁和人乳混合服用。每次一盅，婴儿半盅。

**【提示】** 红牛膝梗同鸡苏梗稍有差别。苏梗外面是方形，色紫红。牛膝外面呈现红色，叶圆形，后面红，上面青色，生长在田旁、荒地、园土等地。

**【提示】** 用土牛膝梗亦可。

**【出处】** 江西南康杨继涯（《中医名方汇编》）。

**【主治】** 喉哦（一切急性喉炎）。

**【方药】** 牛黄三分 云麝一分 六神丸十粒 老二梅二分 硼砂八分

【用法】　合研成细末，贮存在磁罐里备用。用时，用吹管将药粉吹入喉中。

【出处】　建瓯县夏守财（《福建省中医验方》第三集）。

【主治】　喉蛾。

【方药】　寸冬　薄荷　玄参　文蛤　射干各等分

【制法】　水煎取汁。

【用法】　内服药汁；药渣布包，乘热熨痛处。

【出处】　姜兴隆（《中医采风录》第一集）。

【主治】　喉咙单蛾双蛾。

【方药】　胆矾一钱　硼砂一钱半　内金（炒）一钱　枯矾一钱半　百草霜二钱五分

【制法】　共为细末。

【用法】　将药末吹入喉中。

【出处】　沔阳县（《湖北验方集锦》第一集）。

【主治】　双单喉蛾（扁桃体炎）。

【方药】　牛黄三钱　桔梗一钱　荆芥二钱　山豆根三钱　甘草一钱

【用法】　共研细末，吹患部。

【出处】　刘光熹（《崇仁县中医座谈录》第一辑）。

【主治】　喉蛾。

【方药】　石膏五钱　青黛五分　朱砂五分　硼砂五分　冰片一钱　山豆根一钱

【用法】 共研极细末，吹入喉内。

【出处】 福清县俞慎初（《福建省中医验方》第二集）。

【主治】 喉蛾（双单蛾）。

【方药】 麝香一分　冰片一分　僵蚕二分　牙硝五厘　青黛五分　石膏五分

【用法】 共研末，吹入喉中。

【出处】 长乐县林冠人（《福建省中医验方》第二集）。

【主治】 喉娥（即扁桃体炎）。

【方药】 冰片一分　硼砂五分　青黛　人中白　炒蒲黄　炒黄柏各一钱半

【用法】 共研细末吹喉，一日吹二次。

【出处】 陈静安（《崇仁县中医座谈录》第一辑）。

【主治】 扁桃体炎。

【方药】 生地三钱　元参四钱　贝母三钱　寸冬三钱　白芍三钱　粉丹皮一钱半　薄荷一钱　生甘草二钱　生石膏四钱　桑叶一钱

【用法】 水煎服。

【出处】 熊长焱（《中医验方汇编》）。

【主治】 急性扁桃体炎、咽峡炎。

【方药】 生地三钱　元参三钱　麦冬三钱　杭芍二钱　粉丹皮二钱　贝母二钱　薄荷二钱　金银花三钱　黄连二钱　甘草二钱　生石膏二钱

【用法】　水煎服。

【出处】　西宁第三门诊部马祥麟（《中医验方汇编》）。

【主治】　喉哦（一切急性喉炎）。

【方药】　人中白三分　血竭五分　儿茶二分　硼砂二分　川连三分　真珠一分　大梅片一分　百草霜三分

【用法】　研成药粉，吹入喉中。

【出处】　南安县侯本（《福建省中医验方》第三集）。

【主治】　单蛾（扁桃体炎）。

【方药】　桔梗一钱半　麦冬　条芩各二钱　石膏四钱　元参黄柏　连轺　银花　牛蒡　栀子各一钱　乌梅三粒

【用法】　水煎服。

【出处】　莆田县张远平（《福建省中医验方》第三集）。

【主治】　喉蛾。

【方药】　大泥冰片　朱砂　珍珠　枯矾各三分　寒水石二分　儿茶　龙骨各一钱　硼砂五分　赤石脂七分

【用法】　共为末，入磁器收贮。将竹管吹入患处，一日三次。

【出处】　罗源县松山联合诊所林成梁（《福建省中医验方》第四集）。

【主治】　喉蛾。

【方药】　甘桔汤：防风一钱　荆芥一钱　柴胡一钱五分　黄芩二钱　桔梗二钱　牛蒡子二钱　连翘三钱　花粉二钱　枳壳一钱

栀仁一钱五分　生地二钱　元参二钱　甘草一钱

【用法】　水煎内服。

【提示】　内服用甘桔汤。外敷用黑灵丹吹患部，可使斑点消失告愈。如果不消者，可用消毒针刺破流出脓血自愈。若溃烂成窟，久而不痊，服加减六味汤，可收效。

【出处】　上杭县利二街十一号郭作周（《福建省中医验方》第四集）。

【主治】　喉蛾。

【方药】　黑灵丹：净儿茶　山豆根　花粉　冰片　青黛　珍珠朱砂　川连

【用法】　共研细末，吹患部。

【出处】　上杭县利二街十一号郭作周（《福建省中医验方》第四集）。

【主治】　喉蛾。

【方药】　加减六味汤：茯苓　山药　丹皮　泽泻　酸枣仁　桔梗　滑石　花粉　砂仁　防风　荆芥　生地　牛蒡子　甘草

【用法】　水煎服。

【出处】　上杭县利二街十一号郭作周（《福建省中医验方》第四集）。

【主治】　扁桃体炎。

【方药】　当归三钱　生地五钱　元参二钱　黄芩二钱　二花四钱　大贝二钱　栀子二钱　连轺二钱　寸冬四钱　大黄三钱　川

连二钱　甘草一钱

【制法】　水煎。

【用法】　内服。

【出处】　清丰苗云瑞（《河南省中医秘方验方汇编》续一）。

【主治】　喉蛾肿痛。

【方药】　儿茶二钱　明雄五钱　郁金五钱　硼砂五钱　朱砂五钱　白芷二钱　珍珠三钱　青黛三钱　甘草一钱半　薄荷三钱

【用法】　共研成细末，吹喉。

【出处】　宁乡县中医邱为中（《湖南省中医单方验方》第一辑）。

【主治】　无论单双蛾，咽喉肿痛。

【方药】　土地黄（又名野青菜），陆地平原阴湿地都有，叶象青菜叶而小。味苦，叶附地生，夏秋开紫红花

【用法】　捣烂渍二道熟淘米水，开水兑服。大人一次服一饭碗，小儿一次服一杯，连服三四次。

【出处】　省第二届中医代表会议何桂勋（《湖南省中医单方验方》第二辑）。

【主治】　急性扁桃体炎（喉部红肿疼痛）。

【方药】　菊花五钱　黄芩三钱　黄连一钱半　元参三钱　僵蚕三钱　牛子三钱　射干三钱　川贝二钱　细辛一钱　没药二钱　山豆根三钱　薄荷二钱　大黄三钱　木通一钱半

【用法】　水煎频服。

**【出处】**　山西省中医学校门诊部李生华（《山西省中医验方秘方汇集》第三辑）。

**【主治】**　喉头炎、扁桃体炎。

**【方药】**　桔梗射干汤：桔梗二钱　射干一钱半　豆根一钱半　银花二钱　连翘二钱　栀子一钱五分　寸冬二钱　黄芩二钱　元参二钱　大海一个　甘草一钱

**【用法】**　以水300毫升煎至50毫升一次服，煎两次服之。该药量是三至五岁小儿用量，其他年龄可酌情加减用之。

**【验例】**　在本年1月时治愈两名麻疹后合并喉头炎患者。

**【出处】**　抚松县李春华（《吉林省中医验方秘方汇编》第三辑）。

**【主治】**　扁桃体红肿。

**【处方一】**　生地　麦冬　玄参　菊花　薄荷　贝母丹皮　甘草

**【用法】**　用水煎服。如胸结者，加神曲、山楂；大便结者，加玄明粉；小便赤者，加木通、泽泻；咳者，加天冬、兜铃；苔黄者，加银花、连翘。

**【处方二】**　胆草　玄参　黄柏　板蓝根　菊花　栀子石膏　甘草　生地　瓜壳　兜铃。舌苔起芒刺，谵语神昏者，加犀牛角、连翘；大便结者，加大黄；小便赤者，加泽泻、知母、前仁。

**【用法】**　用水煎服。

**【出处】**　奉节县卫协会（《四川省医方采风录》第一辑）。

【主治】 急性喉头炎和扁桃体炎。

【方药】 连翘 栀子 黄芩 薄荷 桔梗 广豆根<sub>各三</sub>钱 大黄<sub>二钱</sub> 甘草<sub>一钱五</sub>

【制法】 水煎。

【用法】 内服（继可服养阴清肺汤加石斛、石膏）。

【出处】 吴祖福（《中医采风录》第一集）。

【主治】 扁桃体发炎。

【方药】 荆芥<sub>一钱</sub> 薄荷<sub>一钱半</sub> 牛子<sub>二钱</sub> 桔梗<sub>一钱半</sub> 射干<sub>一钱半</sub> 连轺<sub>一钱半</sub> 甘草<sub>一钱半</sub>

【用法】 煎两次，先后分服。

【出处】 龙克昌（《崇仁县中医座谈录》第一辑）。

【主治】 急性扁桃体炎。

【方药】 京参<sub>四钱</sub> 桔梗 生地 荆芥 栀子 葛根<sub>各三</sub>钱 甘草<sub>二钱</sub>

【制法】 水煎。

【用法】 内服。

【出处】 唐元亮（《中医采风录》第一集）。

【主治】 扁桃体炎及小儿气管炎性哮喘。

【方药】 银花<sub>三钱</sub> 桔梗<sub>三钱</sub> 元参<sub>三钱</sub> 寸冬<sub>三钱</sub> 豆根<sub>三钱</sub> 黄芩<sub>四钱</sub> 射干<sub>三钱</sub> 大海<sub>三钱</sub> 甘草<sub>二钱</sub>（旧制）

【用法】 水煎服，如小儿用量可酌情减之。

【验例】 在临床上治过很多病例，用青梅素注射无效或有效不显著者，服此药皆效。

【出处】 邹向安（《吉林省中医验方秘方汇编》第三辑）。

【主治】 单双蛾（扁桃体发炎）。

【方药】 生地三钱　元参三钱　麦冬三钱　粉丹皮二钱　贝母二钱　薄荷一钱　白芍二钱　甘草一钱半　连翘二钱　石膏（另研）二钱

【用法】 用水三茶杯，煎至一茶杯，清出去渣，饭前温服。隔三小时，渣再煎服。

【出处】 （《青海中医验方汇编》）。

【主治】 急性扁桃体炎。

【方药】 荆芥　栀子　连翘　大力　桔梗　玄参　银花各三钱　薄荷　防风各一钱五　黄芩　大黄　芒硝　甘草各一钱黄连五分

【制法】 水煎。

【用法】 内服。

【出处】 唐元亮（《中医采风录》第一集）。

【主治】 单双乳娥，咽喉肿痛，呼吸困难，饮水即呛。

【方药】 乳香珠二钱　明没药二钱　广木香一钱五分　血竭花二钱　章丹二钱　蟾酥五分　好香片茶叶三钱

【用法】 共为细面，将药面用苦酒（陈醋）调炒，趁温热敷于肚脐上，微出汗。

【验例】 临床试用屡效。

【出处】 桦甸县王学书（《吉林省中医验方秘方汇编》

第三辑）。

咽炎 扁桃体炎

六、扁桃体炎

六九

**【主治】** 扁桃体炎，咽喉肿痛，饮水不下，呼吸困难。

**【方药】** 元参一两　银花一两　牛蒡子三钱　生地三钱　寸冬三钱　天冬三钱　生石膏三钱　糖瓜蒌三钱　甘草三钱

**【用法】** 水煎服。

**【出处】** 吉林师大周兰泽（《吉林省中医验方秘方汇编》第三辑）。

**【主治】** 喉头炎、扁桃体炎。

**【方药】** 桔梗射干汤：桔梗二钱　射干一钱半　豆根一钱半　银花二钱　连翘二钱　栀子一钱五分　寸冬二钱　黄芩二钱　元参二钱　大海一个　甘草一钱

**【用法】** 以水300毫升煎至50毫升一次服，煎两次服之。该药量是三至五岁小儿用量，其他年龄可酌情加减用之。

**【验例】** 在本年1月时治愈两名麻疹后合并喉头炎患者。

**【出处】** 抚松县李春华（《吉林省中医验方秘方汇编》第三辑）。

**【主治】** 单双蛾（扁桃体炎）。

**【方药】** 真犀角一钱半　生地三钱　当归二钱　黄柏一钱半　麦冬一钱半　金银花一钱半　桔梗一钱半　明雄一钱半　条芩二钱　栀子一钱半　丹皮一钱半　柴胡二钱　黄连八分　元参一钱半　甘草一钱半

**【用法】**　水煎服，引入竹叶灯心。

**【出处】**　大通中医进修班蔡宗玉（《中医验方汇编》）。

**【主治】**　单双蛾（扁桃体炎）。

**【方药】**　归尾三钱　黄柏一钱半　生地二钱　马勃一钱半　赤芍一钱半　龙衣一钱半　桔梗一钱半　金银花一钱半　黄芩一钱半　柴胡二钱　花粉一钱半　甘草一钱

**【用法】**　水煎服。

**【出处】**　大通中医进修班蔡宗玉（《中医验方汇编》）。

**【主治】**　单双蛾，喉痛。

**【方药】**　珍珠一分　冰片一分　青黛一钱　硼砂一钱　川连五分　朱砂三钱　山豆根一钱　人中白一钱　桑螵蛸一钱

**【用法】**　共研细末，吹入喉内，一日三四次。

**【出处】**　西宁中医院罗子昂（《中医验方汇编》）。

**【主治】**　单双喉痛。

**【方药】**　黄连解毒汤加山甲、皂刺、西吉、公英各若干

**【用法】**　水煎服。

**【出处】**　徐治邦（《河南省中医秘方验方汇编》）。

**【主治】**　扁桃体炎。

**【取穴】**　少商、人中。

**【手法】**　先针人中留针半分钟，后用三棱针速刺少商出血少许。

**【治验】**　患儿杨某某，女，六个月。母诉：小孩突然发

热不大吃乳，烦躁已三天，曾经当地医院用过磺胺、青霉素、链霉素等药物不效，病情继续加剧，急抱来我院就诊，经检查诊断为"急性扁桃体炎"。肛门试温 40.8℃，两侧扁桃体潮红充血，肥大，尤以左侧为甚，几乎肿塞咽喉。当时即针刺人中穴，留针半分钟，继在两侧少商放血数滴，并给以清凉剂。翌日上午复诊，精神状况大有好转，体温降至38.6℃，扁桃充血大减，肿胀消退一半，继在两侧少商放血，第三日复诊，精神恢复如常，体温退至 37.8℃，扁桃体仍有肥大，但不充血，针治五次，症状全消。

**【出处】** 江西省荣誉军人疗养院甘融和（《锦方实验录》）。


## 附：乳蛾

**【主治】** 乳蛾、一切咽喉肿痛。

**【方药】** 雄精三钱　月石一两元　二梅一钱　苦瓜霜一钱元明粉（提净）一钱　麝香二分　薄荷脑三分

**【制法及用法】** 共擂成极细粉，以喉枪吹入咽喉部，日吹数次。

**【出处】** 宜春县卫协分会黄寿轩（《江西省中医验方秘方集》第二集）。

# 七、扁桃体周围脓肿

扁桃体周围脓肿为扁桃体周围组织间隙的化脓性炎症，是急性扁桃体炎的并发症之一。脓肿多发生在扁桃体的前上方，常为单侧性，双侧同时发生者甚少见。此病多见于青壮年，10岁以下儿童及老年人少见。

【主治】 喉咙溃烂，日久不愈。

【方药】 苋菜秆<sub>烧枯少许</sub> 冰片<sub>二分</sub>

【制法】 研细末。

【用法】 吹喉中。

【出处】 鄂城县（《湖北验方集锦》第一集）。

【主治】 喉烂。

【方药】 茅草根 麻红苕 麻柳树尖<sub>各等分</sub>

【制法】 捣烂加酒炒热。

【用法】 乘热外包患处。

【出处】 陈席珍（《中医采风录》第一集）。

【主治】 咽喉气胀。

【方名】 民间验方

【方药】 海带花 昆布各一两 猪喉管子全付

【制法及用法】 用上二味塞入猪喉管子内蒸熟，饭后净食，净食三四次逐渐消散。

【禁忌】 勿烦躁、愤怒忧悲。

【出处】 永新龙家圭（《江西省中医验方秘方集》第二集）。

【主治】 咽喉烂。

【方药】 山豆根三钱 黄柏二钱 黄连一钱 银花三钱

【用法】 水煎服。

【出处】 平山县贾培林（《十万金方》第六辑）。

【主治】 喉烂。

【方药】 槐花三钱 牛膝 儿茶 黄连各一钱

【制法】 共为细末，水丸如绿豆大。

【用法】 每服三四丸，夏用西瓜汁服药，冬用白梨汁服药。

【出处】 新专李嘉宾（《河南省中医秘方验方汇编》续二）。

【主治】 喉间肿腐。

【方药】 西瓜霜二钱 犀黄一分 月石一钱 寒水石五分 冰片一分

【用法】 研末，吹入患处。

【出处】 吴兴市高丽生（《浙江中医秘方验方集》第一辑）。

【主治】 喉溃疡（肿烂出脓）。

【方药】 知母四钱 花粉三钱 黄芩三钱 寸冬三钱 银花四钱 公英四钱 大青三钱 丹皮三钱 木通二钱 薄荷一钱半 甘草三钱 竹叶一撮

【制法】 水煎。

【用法】 内服，二剂可愈。

【出处】 中牟段岐州（《河南省中医秘方验方汇编》续一）。

【主治】 喉痛（咽喉肿痛，发热恶寒，咽下困难）。

【方药】 元参五钱 生地四钱 山豆根五钱 桔梗三钱 马勃二钱 银花八钱 大黄四钱 赤芍三钱 栀子三钱 石膏四钱 甘草三钱 灯心三钱

【制法】 水煎。

【用法】 内服，一二剂可愈。

【出处】 中牟段岐州（《河南省中医秘方验方汇编》续一）。

【主治】 喉内烂（内外全烂亦治）。

【方药】 牛黄三分 元寸三分 血竭花四钱 月石五钱 煅甘石水飞三钱 琥珀三钱 珍珠十二粒煅 西瓜霜一钱 川连一钱去皮 乳香二钱 没药二钱 白矾一钱 大梅片三钱

【制法】 共为细面。

【用法】 吹患处。

【出处】 商专王在勤（《河南省中医秘方验方汇编》续二）。

**【主治】** 喉烂。

**【方药】** 血竭一钱 儿茶二钱 铜绿五分 胆矾五分 月石二钱 象皮五分 乳没五分 明雄一钱 海螵一钱 龙骨一钱 芦荟一钱 四六片二分 元寸二分

**【制法】** 共研细末。

**【用法】** 吹喉内。

**【出处】** 鄂城县（《湖北验方集锦》第一集）。

**【主治】** 镇喉痛。

**【方药】** 玄参三钱 寸冬二钱 桔梗三钱 甘草一钱 黄柏二钱 黄芩二钱 黄连二钱 土苓二钱 花粉三钱

**【制法】** 水煎。

**【用法】** 口含嗽。

**【出处】** 建始县（《湖北验方集锦》第一集）。

**【主治】** 实症喉痹，并结实症喉痛。

**【方药】** 桔梗一钱五分 生甘草一钱 川贝母一钱五分 黑元参三钱 赤小豆三钱 山豆根三钱 生栀子三钱 川连一钱 生石膏三钱 薄荷一钱五分 净蝉衣五分 射干二钱

**【用法】** 早期可连服二至三剂。

**【出处】** 金华市宋志澄（《浙江中医秘方验方集》第一辑）。

**【主治】** 咽喉、口舌红肿溃烂。

**【方药】** 生石膏二两 软石膏二钱 海螵蛸三钱 元明粉一钱半 珍珠五厘 冰片一分 雄黄一钱 王瓜硝一钱半

【制法】　共为细末。

【用法】　吹患处。

【出处】　姚屏周（《河南省中医秘方验方汇编》）。

# 八、急喉风

急喉风，是喉风的一种，以喉部红肿剧痛、呼吸困难、语言难出、汤水难下为主要症状，是喉部急性病证，又名"紧喉风"。本病发病迅速，病情危重，需要重视。

中医认为，急喉风病位在咽喉，与肺胃关系密切。

【主治】 喉癀。

【方药】 山豆根一两

【用法】 水适量煎服。

【出处】 南靖县灯塔社庄昭喜（《采风录》第一集）。

【主治】 喉闭，痰塞咽喉，声如拉锯，饮食不下。

【方药】 猪牙皂去皮弦捣碎

【制法】 水煎二三沸。

【用法】 内服，每服半酒杯，少停再饮，以痰吐出为度，不可多服。

【出处】 杞县张洪锡（《河南省中医秘方验方汇编》续一）。

【主治】 喉风（因运动过劳受风所致，喉声如拽锯，甚则呼吸困难，学生多得此病）。

【方药】 蛇蜕七条

【制法】 瓦上焙成炭为末。

【用法】 内服一次服下，开水送。

【出处】 商专龙云岫（《河南省中医秘方验方汇编》续二）。

【主治】 咽喉急痹。

【方药】 鸭嘴胆矾

【用法】 研成细末，以醋调灌入涌吐。

【出处】 湘乡县中医（《湖南省中医单方验方》第一辑）。

【主治】 咽喉急痹。

【方药】 用鹅毛沾桐油入喉卷搅使呕

【用法】 如上。

【出处】 湘阴县中医（《湖南省中医单方验方》第一辑）。

【主治】 喉痹肿疼。

【方药】 食盐炒红为米，吹入喉中五至七次，吐涎沫即消。

【出处】 阳城王显峪（《山西省中医验方秘方汇集》第三辑）。

【主治】 喉风。

【方药】 皂角末—钱

【制法】 用鸡蛋清调成胶状。

【用法】 缓服吐涎即好。

【出处】 鄂城县（《湖北验方集锦》第一集）。

【主治】 喉风。

【方药】 鲜马鞭草

【制法】 捶汁。

【用法】 温水冲服。

【出处】 鄂城县（《湖北验方集锦》第一集）。

【主治】 喉头肿胀。

【方药】 生白矾

【用法】 研细，吹入喉头。

【出处】 乐清县徐建卿（《浙江中医秘方验方集》第一辑）。

【主治】 喉闭。

【方药】 胆矾二钱

【制法及用法】 将胆矾煅赤研末，好醋调化滴入喉内，立即吐出痰涎而愈。

【出处】 陈静安（《崇仁县中医座谈录》第一辑）。

【主治】 喉闭。

【方药】 土牛膝—把 人乳半盏

【用法】 将土牛膝洗净捣汁，和人乳灌入喉中。

【出处】 长泰县坂里保健院张寿财（《采风录》第一集）。

【主治】 病起顷刻骤然咽喉疼痛，水汁饮食难以咽下不能吃东西。

【方名】 蛛冷散

【方药】 大蜘蛛一个　大梅片一分

【制法】 把蜘蛛用火焙干研细末，加入梅片合研备用。

【用法】 用苇筒装上药面吹在喉咙之上，过十分钟见效。

【治验】 韩玉梅女性30岁，住张北县大河村，遽然咽喉不利，肿痛异常，水汁食物丝毫不能咽下，很是严重，吹上此药立见痊愈。

【出处】 康保县土城子公社医院李春（《十万金方》第三辑）。

【主治】 喉闭。

【方药】 白矾

【用法】 研细末，吹入喉中即开，如复闭，又吹即愈。

【出处】 罗源县松山联合诊所林成梁（《福建省中医验方》第四集）。

【主治】 卡脖喉。

【方药】 小枣一个去核　人言少许

【制法】 将人言装枣内，用豆秸火烧焦。

【用法】 塞鼻孔内，见血取出即愈。

【出处】　濮阳杨方堂（《河南省中医秘方验方汇编》续一）。

【主治】　咽喉肿痛，水米不下。
【方药】　甘遂　枯矾等分
【制法】　共为细末。
【用法】　吹入咽喉。
【出处】　清丰郭文土（《河南省中医秘方验方汇编》续一）。

【主治】　咽喉肿痛，汤水不下。
【方药】　大蜘蛛一个　冰片少许
【制法】　将蜘蛛焙深黄色，合冰片共为细面。
【用法】　吹患处流恶涎即愈。
【提示】　此方见于《喉科大全》，甚效。
【出处】　商专周季平（《河南省中医秘方验方汇编》续二）。

【主治】　喉内炎，红肿疼痛，茶水不下。
【方药】　白糖四两　牙猪板油一块
【制法】　二味合一处放青石上捣如泥。
【用法】　开水冲服（分二次服）甚效。
【出处】　商专李思堂（《河南省中医秘方验方汇编》续二）。

【主治】 喉风气息不通。

【方药】 白僵蚕一钱 枯矾八分

【制法】 共为末。

【用法】 开水冲服。

【出处】 商专刘柏芬（《河南省中医秘方验方汇编》续二）。

【主治】 喉痹，呼吸困难者。

【方药】 蜈蚣半条 明雄少许

【用法】 用纸裹定卷成条，点燃，令烟通入患者鼻内熏之，即开。

【出处】 宁乡县中医（《湖南省中医单方验方》第一辑）。

【主治】 咽喉肿痛，牙关紧闭。

【方药】 牛舌头草 百草霜

【制法】 捣绒。

【用法】 将药调鸡蛋清敷于痛喉外面。

【出处】 江津县卫协会（《四川省医方采风录》第一辑）。

【主治】 锁喉风，声音嘶哑，呼吸困难。

【方药】 小牙皂五钱 酸醋三钱

【制法及用法】 小牙皂放铁器中，入火内煅成黑色，研成细粉，和醋调匀，以鸭羽蘸入喉中。

【禁忌】 辛辣有刺激性食物。

【出处】　宜黄县五区吴静暄医师介绍家传经验方（《江西省中医验方秘方集》第二集）。

【主治】　咽喉肿痛，痰涎壅塞，气闭不通。
【方药】　皂矾一两　米醋三两
【用法】　拌匀晾干研为末，吹之俟涎出尽，用高良姜末少许冲茶漱口。
【出处】　周岐隐（《浙江中医秘方验方集》第一辑）。

【主治】　喉肿闭塞，舌咽困难（俗名锁喉风）。
【方药】　金锁匙三钱　食盐少许
【用法】　开水一碗，将少许食盐放下，待冷后，再把金锁匙捻碎于水中，经过滤去渣，慢慢咽下，或鼻饲法。
【出处】　陈禾元（《崇仁县中医座谈录》第一辑）。

【主治】　急慢喉风，食积停水，虫积肚大。
【方名】　雄黄散
【方药】　雄黄　郁金　巴豆霜各等分
【制法】　研细面。
【用法】　每服一厘或二厘，见效后勿与饱食，体弱小儿勿服。
【出处】　怀来县王振纲（《十万金方》第二辑）。

【主治】　卡脖喉。
【方药】　小枣七个去核　斑蝥一个　人言一钱
【制法】　上药共捣如泥，棉纸裹住。

【用法】　塞鼻孔内，须臾起一小包，用针刺破即愈。

【出处】　濮阳王治国（《河南省中医秘方验方汇编》续一）。

【主治】　各种急性喉症及缠喉症。

【方药】　大蜘蛛一个　大枣一个　梅片少许

【制法】　将蜘蛛入枣内，外以蜘蛛网包之，再缠以桑皮，放炭火上烧存性，研细末，再加梅片研细。

【用法】　吹入喉中即效。

【出处】　商专夏思学（《河南省中医秘方验方汇编》续二）。

【主治】　咽喉肿痛，水不能入者亦可用。

【方药】　青盐一钱　白矾一钱　月石五分

【制法】　共为细末。

【用法】　吹患处。

【出处】　商专龙云岫（《河南省中医秘方验方汇编》续二）。

【主治】　喉蛾肿痛，茶水难下者。

【方药】　方一：青黛　儿茶　冰片各等分

方二：月石　染白各三钱　黄连　皂角各二钱　北辛一钱　寸香五分

方三：木通　橘皮　银花　广豆根　远志草　寸冬　开喉箭　见风消　冬苋莲各三钱　儿茶一钱

【制法】　方一、方二均分碾细末，方三水煎。

【用法】 方一吹入喉痛处，方二调酒醋敷痛处，方三内服。

【出处】 邓承古（《中医采风录》第一集）。

【主治】 喉蛾肿痛，茶水难下，呼吸困难者。

【方药】 雄黄 郁金各二钱 巴豆二粒

【制法】 冲烂。

【用法】 兑白开水包患处。

【出处】 李济民（《中医采风录》第一集）。

【主治】 缠喉风，先两日胸膈气紧，出气短促，忽然咽喉肿痛，手足厥冷，气闭不通，痰涎壅塞。

【方药】 巴豆七粒三粒去壳，生研，四粒去壳，炒黑，去油存性 雄黄五分 川郁金一个如蝉肚者

【用法】 共研细末，每服二分，茶清调开细呷，或用小竹管吹入喉内，须臾吐利即醒。

【出处】 周岐隐（《浙江中医秘方验方集》第一辑）。

【主治】 喉中痰塞（吴氏又名午药）。

【验方】 川黄连一钱 明矾一钱 牙皂（焙存性）一钱

【用法】 上药共研细末。

【提示】 此药性太猛，孕妇忌用。

【出处】 黄伯铭（《中医验方交流集》）。

【主治】 风痰阻塞咽喉。

【方药】 常山一钱 胆矾五分 虫蜕一钱

**【制法及用法】** 将上药烧灰存性，每日吹喉二次。
**【出处】** 叶广惠（《崇仁县中医座谈录》第一辑）。

**【主治】** 急性喉炎。
**【方药】** 全蝎三条　蜈蚣一条　胡桃一个
**【用法】** 核桃去仁，放全蝎、蜈蚣在壳内，黄泥包好，烧焦，研末，开水冲服。
**【提示】** 出汗即愈。
**【出处】** 西宁铁路医院仇倩先（《中医验方汇编》）。

**【主治】** 锁喉风火症，先一二日，胸膈气紧，呼吸短促，忽然喉肿，手足厥冷，气闭不通，缓之则气闭而死。
**【方药及用法】** 巴豆七粒，三粒生，四粒熟，生者去壳研，熟者去壳炒去油存性，将明雄五分，郁金一个，共为细末，一次用三分，清茶调下，如口禁咽闭用小竹管吹药喉中，须臾吐泻即愈。
**【注解】** 巴豆大毒性猛，生则急，熟则缓，可升可降，开窍宣滞，雄黄破结气，郁金散恶血，三药共成破结开喉之功。可预备贮瓶以备急用。
**【治验】** 康家庄李某某，喉闭气促，面乍青乍白，急以此散下喉，就发生漉漉之声，须臾声出，促定，继服以清热解毒之品，竟获痊愈。
**【出处】** 安国北段村史云如（《祁州中医验方集锦》第一辑）。

【主治】 喉闭。

【方药】 苦参 钩藤 僵蚕各等分

【制法】 共为细末，或加青黛少许备用。

【用法】 温水合药一分许含咽，一时即通，并能饮食。

【出处】 西安市中医学会（《中医验方秘方汇集》）。

【主治】 急喉风。

【方药】 白矾一钱 月石一钱 僵虫八分 皂角五分

【制法】 共为末，蜜和。

【用法】 涂患处吐水。

【出处】 商专刘柏芬（《河南省中医秘方验方汇编》续二）。

【主治】 风热喉痹及缠喉风。

【方药】 月石一钱 牙硝一钱 僵虫八分 冰片二分（或加雄黄亦可）

【制法】 共为细末。

【用法】 吹喉中吐水。

【出处】 商专刘柏芬（《河南省中医秘方验方汇编》续二）。

【主治】 咽喉肿痛，牙关紧闭。

【方药】 荆芥 薄荷 潮脑 牙硝各五钱

【制法】 共为细末，用火升炼。

【用法】 将药吹于患处。

【出处】 江安县丁焕章（《四川省医方采风录》第一辑）。

【主治】　喉风。

【方药】　人中白　樟脑　硼砂　熊胆各适量

【制法】　共研细末。

【用法】　吹入喉中。

【出处】　鄂城县（《湖北验方集锦》第一集）。


【主治】　急性喉闭，浆水不进，肿痛流涎。

【方药】　僵蚕一钱　生半夏五分　花粉一钱　白矾五分

【制法】　共为极细末。

【用法】　吹喉头。

【提示】　吹药后、流涎增多。忌辛、辣食物。

【出处】　建始县（《湖北验方集锦》第一集）。


【主治】　急性喉头炎。

【方药】　冰片二钱　枯矾五钱　黄柏炭四钱　灯心炭六钱

【用法】　共为细面，吹于咽喉处即愈。

【出处】　磐石县（《吉林省中医验方秘方汇编》第三辑）。


【主治】　喉痧咽喉闭塞，痰涎上涌。

【方药】　土牛膝根汁四两　牙皂五钱　炒僵蚕三钱　枯矾二钱半

【用法】　先将后三味研极细，入土牛膝根汁晒干收贮。临用时吹喉。

【出处】　魏治平（《浙江中医秘方验方集》第一辑）。

【主治】　咽喉肿痛，牙关紧闭。

【方药】　石燕三钱　雄黄（水飞）一钱　硼砂一钱　冰片五分　麝香一厘

【制法】　共为细末。

【用法】　将药吹于患处。

【出处】　江安县孙少先（《四川省医方采风录》第一辑）。

【主治】　缠喉风。

【方药】　月石五钱　僵蚕一钱　冰片五分　牙硝五钱　枯矾二钱

【制法】　共研细末。

【用法】　吹入喉中。

【出处】　大冶县（《湖北验方集锦》第一集）。

【主治】　一切缠喉风及牙床溃烂。

【方药】　水中青苔（晒干）五钱　人中白（晒干）五钱　硼砂二钱　冰片五分　麝香五厘　鸭屎（焙干。须二三月间采用，以冬水田边或沟边者佳，以其所食水产故也）五钱

【制法】　共研细末。

【用法】　将药吹于患处。

【出处】　成都市巫治安（《四川省医方采风录》第一辑）。

【主治】　一切缠喉风及牙床溃烂。

【方药】　青果（煅）二钱　凤凰衣（煅）一钱　硼砂二钱　冰

片一钱　薄荷一钱　青黛二钱

【制法】　研为细末。

【用法】　先用银针轻刺舌尖微出血后，即用药吹患处。再用黄连二钱，黄柏二钱，黄芩二钱，栀子二钱，连翘三钱，灯心引，用水煎服。

【出处】　万县专区中医代表会（《四川省医方采风录》第一辑）。

【主治】　喉痛、喉痹，红肿痛甚，痰涎壅塞，水不能下咽，言语难出。

【方药】　麝香一分　正二梅二分　西月石一钱　明雄黄五分　元明粉五分　青黛三分

【制法及用法】　共研为极细粉，磁罐收贮，以喉枪吹入咽喉部，日吹数次。

【调治法】　若痰涎壅盛、肿不盛，即用鸭毛蘸桐油于喉间，使其即吐痰涎为宜。如肿甚则以此药连吹数次，饮水即能下咽。

【出处】　省中医进修学校学员董官保（《江西省中医验方秘方集》第二集）。

【主治】　缠喉风（喉部如绳缠，牙关紧闭，口流涎液）。

【方药】　酒大黄二钱　二花四钱　贯众三钱　甘菊三钱　川羌三钱　元参四钱　白芷三钱　桔梗五钱　细辛一钱　石膏七钱　牛子三钱　甘草三钱

【制法】　水煎。

【用法】　内服。

【出处】　登封梁魁一（《河南省中医秘方验方汇编》续一）。

【主治】　咽喉红肿烂痛，饮食不进。

【方药】　月石一两　大梅片一　元寸一分　珍珠三个煅　牛黄五厘　朱砂一钱　薄荷末五分　元明粉一钱

【制法】　共研为细末。

【用法】　将药末吹患处，日吹四五次。

【出处】　中牟段岐州（《河南省中医秘方验方汇编》续一）。

【主治】　喉咙肿闭。

【方药】　大黄三钱　月石六钱　良姜三钱　灵脂三钱　细辛四钱半　槟榔三钱　元胡三钱　甘草三钱　熟地九钱　没药三钱　巴豆（去油）三钱（方中有巴豆，须经中医诊断许可后方可服用）

【制法】　上药为细末，炼蜜为丸，朱砂为衣，如梧子大。

【用法】　每用十四丸，加入冰糖少许，嚼在口中化开，徐徐咽下，事先备稀面汤一碗，如见腹泄，就用稀面汤补之，如不泄，把稀面汤内加醋服下即泻。

【出处】　洛专戚遵三（《河南省中医秘方验方汇编》续一）。

【主治】　咽喉肿痛，咽下困难。

【方药】　月石一两　煅龙骨六分　象皮六分土炒　明雄少许　镜砂一钱　牛黄一分　元寸一分　梅片二钱

【制法】 共研极细。

【用法】 吹患处。

【出处】 濮阳高相汉（《河南省中医秘方验方汇编》续一）。

【主治】 缠喉风（塞伏肺经，闭塞难通，如蛇缠紧，关下壅塞，甚者角弓反张，内外无形迹，微白，初起咳嗽声如拽锯）。

【方药】 炙麻黄七分 僵虫二钱 川贝二钱 荆芥一钱五分 泗水风二钱 化橘红二钱 清半夏一钱五分 枳壳（炒）二钱 前胡二钱 炙百合二钱 粉葛二钱 地骨皮二钱 炙甘草五分 桂枝二钱 炙杷叶（去毛）二钱 有微红者加蒌仁一钱五分。

【制法】 水煎。

【用法】 内服。

【出处】 商专刘擢英（《河南省中医秘方验方汇编》续二）。

【主治】 喉痛，并牙痛、冷烧面肿、牙关紧。

【方药】 元参四钱 桔梗三钱 芥穗三钱 防风三钱 木通三钱 川朴三钱 牛子五钱 银花四钱 薄荷三钱 升麻三钱 僵虫二钱 枳实三钱 栀子三钱 知母三钱 射干三钱 柴胡三钱 苏叶三钱 川贝二钱 豆根三钱 甘草一钱 生石膏一两

【制法】 水煎。

【用法】 内服发汗一二剂愈。

【出处】 太康王在勤（《河南省中医秘方验方汇编》续二）。

【主治】　缠喉风。

【方药】　僵虫<sub>八分</sub>　月石<sub>五分</sub>　雄黄<sub>五分</sub>　全蝎<sub>一钱</sub>　明矾<sub>五分</sub>　牙皂<sub>五分</sub>　胆矾<sub>五分</sub>

【制法】　共为细末。

【用法】　吹喉中吐水。

【出处】　商专刘柏芬（《河南省中医秘方验方汇编》续二）。


【主治】　咽喉肿痛，牙关紧闭。

【方药】　鸡内金　急性子　全蝎（去头尾，同巴豆炒黄去巴豆）牛黄　麝香　硼砂　冰片　枯矾

【制法】　共为细末。

【用法】　将药吹于患处，内服泻心汤加豆根、桔梗、薄荷、牛蒡子、细辛。

【出处】　奉节县李藕白（《四川省医方采风录》第一辑）。


【主治】　喉闭症及一切喉痛。

【方名】　黄仙丹

【方药】　明雄黄　硼砂　血竭　二梅　元寸（麝香）熊胆　川贝　薄荷<sub>各等分</sub>

【制法及用法】　研成极细粉，以喉枪吹入喉内，日吹数次。

【出处】　省中医进修学校学员李学文（《江西省中医验方秘方集》第二集）。

【主治】　缠喉风。

【方药】　豆根二钱　川连一钱　北柴胡一钱五　桔梗二钱　甘草一钱　花粉一钱五

【制法】　水煎。

【用法】　内服。

【出处】　沔阳县（《湖北验方集锦》第一集）。

【主治】　喉痹肿痛，水米不下。

【方药】　连翘三钱　条芩二钱　黄连一钱半　黄柏一钱半　知母二钱　元参三钱　牛蒡子二钱　桔梗三钱　防风二钱　薄荷二钱　生甘草一钱

【用法】　水煎服。

【加减】　肿甚，加大黄一钱半。

【出处】　西宁市卫协秦友三（《中医验方汇编》）。

# 九、白喉

白喉是以咽、扁桃体及其周围组织出现白色伪膜，并有发热、气憋、声音嘶哑、犬吠样咳嗽为特征的一种病证。

现代医学认为，白喉是由白喉杆菌所引起的一种急性呼吸道传染病，严重者全身中毒症状明显，可并发心肌炎和周围神经麻痹。

【主治】 白喉。

【方药】 老虎须（又名申根，生的）二两

【用法】 将老虎须根擂烂，调酸醋用筷条卷棉花涂药搽入喉内，把内毒液漏去后再搽药，每 20 分钟搽一次，十余次可效。治喉肿痛也有效。

【出处】 江西马积源（《中医名方汇编》）。

【主治】 白喉。

【方药】 土牛七

【用法】 取根捣烂煎水服。成人每次二钱至二钱五分。

【出处】 江西全南林良弼（《中医名方汇编》）。

【主治】 白喉。

【方药】 白地龙

【用法】 焙研，吹入喉间。

【出处】 瑞安县金林龙（《浙江中医秘方验方集》第一辑）。

【主治】 白喉

【方药】 射干三钱

【制法】 水煎。

【用法】 内服后，以少许冰片吹喉头。

【出处】 恩施县（《湖北验方集锦》第一集）。

【主治】 白喉。

【方药】 菜油数两

【用法】 直接喝下。

【出处】 恩施谭邦庆（《湖北验方集锦》第一集）。

【主治】 初期白喉。

【方药】 六神丸（药店均有出售）

【用法】 每服十丸，温开水化开，徐徐咽下。

【提示】 亦可用此丸研细，吹喉头，并内服青龙白虎汤（青果、萝卜），如无青果，单服萝卜汁亦可，喉中发生梗阻，吹药须放在阻塞的部位。

【出处】 恩施县（《湖北验方集锦》第一集）。

【主治】 白喉。

【方药】 土牛膝根半斤

【制法】 清水洗净，加水四市斤左右，煮沸一小时，过滤，贮存备用。

【用法】 每天服三次，每次服一两左右。

【出处】 麻城县（《湖北验方集锦》第一集）。

【主治】 白喉。

【方药】 大青叶五钱至一两

【制法】 水煎。

【用法】 内服。

【出处】 麻城县（《湖北验方集锦》第一集）。

【主治】 白喉、单蛾、双蛾。

【方药】 水仙花根

【用法】 将药捣绒贴喉外。内服养阴清肺汤。

【出处】 崇宁县中医代表会（《四川省医方采风录》第一辑）。

【主治】 白喉。

【方药】 粉碎生巴豆0.5克　朱砂0.5克

【用法】 将以上二药研细混合均匀制成膏药，然后贴于前额两眉之间，贴敷7—8小时。

【出处】 镇江市传染病医院（《中医名方汇编》）。

【主治】 白喉。

【方药】 鲜白牛膝二两 壁钱（墙壁屋角间多有之，形像蜘蛛，脚长而有四对，卵囊白而圆扁，固着于壁间）数个

【用法】 鲜白牛膝捣碎取汁，冲入开水一碗，即服。将壁钱置瓦上焙干研细末吹入咽喉。

【出处】 芷江中医陈思明（《湖南省中医单方验方》第一辑）。

【主治】 白喉。

【方药】 二仙丹：柳蛾子（柳树上长的白块，形如蘑菇）不拘多少 大梅片各等分

【用法】 将柳蛾子焙枯存性，与梅片共研细末，以青布裹扎上，在茶水里浸湿，蘸药末，拭去口内白膜，拭净后，吹以第一灵丹，一日吹三四次。药在喉部闭口含化，万勿吐出。

【提示】 ①第一灵丹制法。

药物：广山慈姑二钱（食慈姑勿用） 大青镜面砂四分（用大片明如箭镞者良，奎硅砂、个砂均不堪用） 飞净顶好银朱二钱（市售多和赤土或掺黄丹，均不可用） 大梅片六分（二梅、三梅不用，须用头梅）真麝香当门子二分

制法：将乳钵刷洗干净。先将山慈姑研细，入镜面砂同研成细末，倾出；再研麝香、梅片，研细后，将前药和入，共研极细，以无声为度，用磁瓶贮藏，以蜡封口，勿使泄气。

②此方治白喉患者三十余人，无不奏效。即病情较重者，吹一次即见轻。

【出处】 西宁铁路医院（《中医验方汇编》）。

【主治】 白喉。

【方药】 草鱼胆—个 硼砂粉五钱

【用法】 将二药阴干研末，吹入喉头特效，并治一切喉病。

【出处】 江西郭义景（《中医名方汇编》）。

【主治】 白喉。

【方药】 大蒜头1瓣 银朱—分

【用法】 将二药擂烂敷于合谷穴（男大女右），约四小时去掉。若敷处起泡，用银针挑破出水即愈。如非白喉则不起泡。

【出处】 江西朱启海（《中医名方汇编》）。

【主治】 白喉。

【方药】 白矾—钱 猪脂油不拘多少

【用法】 将油煎开去渣，再将白矾研面，和入油内再熬。温服。

【出处】 张殿阁（《吉林省中医验方秘方汇编》第三辑）。

【主治】 白喉。

【方药】 大肚蜘蛛—只 乌梅（去核）七粒

【制法】 将两味酥干，共研细末。

【用法】 分七次使用，以竹管吹入喉头。

【出处】 恩施县（《湖北验方集锦》第一集）。

【主治】 白喉。

【方药】 巴豆　朱砂<sub>各一分五厘</sub>

【制法】 将巴豆壳去掉，研成粉，与朱砂粉和匀，用凡士林调涂于纱布上。

【用法】 贴在患者两眉间，一小时后除去，局部皮肤成泡，把泡刺破，放出泡中液体，再用百分之一的龙胆紫涂抹，不日可痊愈。

【出处】 湖北医院贾中太（《湖北验方集锦》第一集）。

【主治】 白喉。

【方药】 绿矾　五倍子<sub>各等分</sub>

【用法】 共研成细末，泡开水（泡后能呈蓝墨水状），然后用消毒过的棉花蘸药抹喉部，抹数次即愈。此药无副作用。

【出处】 寿宁县吴宗让、龙岩县许清泉（《福建省中医验方》第三集）。

【主治】 白喉。

【方药】 焰硝<sub>二钱</sub>　明矾<sub>二钱</sub>　大黄瓜<sub>一条</sub>

【制法】 将黄瓜瓤取出，经硝、矾于内，悬风处，候硝走出，将硝刷下，加冰片研细。

【用法】 将药吹患处。

【出处】 监利县（《湖北验方集锦》第一集）。

【主治】 预防白喉。

【方药】 麦冬<sub>三钱</sub>　淡竹叶<sub>二钱</sub>　薄荷<sub>二钱</sub>

【制法】 煎水。

【用法】 日服二次。

【出处】 光化县（《湖北验方集锦》第一集）。

【主治】 雪口疮。

【方药】 黄连一钱 黄柏一钱 黄丹五分

【制法】 共研细末。

【用法】 先将患孩口内洗干净，用药涂擦患处。

【出处】 岳池县刘高旗（《四川省医方采风录》第一辑）。

【主治】 白喉。

【方药】 野烟根 八爪龙根 射干

【制法】 取汁。

【用法】 用淘米水内服或含嗽有特效。

【出处】 王积善（《中医采风录》第一集）。

【主治】 白喉。

【方药】 牛黄一分 梅片一分 辰砂一分 硼砂三钱

【制法】 共研细末。

【用法】 吹患处。

【出处】 赵永祥（《河南省中医秘方验方汇编》）。

【主治】 白喉。

【方药】 雄精三钱 燕子窝泥1块 鸭蛋一个 葱白2根

【用法】 将以上四味混合捣烂，用烧酒调匀，外敷颈部

（在喉部位）。

【出处】 江西瑞金九保卫生院钟天泽（《中医名方汇编》）。

【主治】 白喉。
【方药】 陈萝卜菜一两　瓦松五钱　人中白二钱　红糖一两
【制法】 上三味捣烂用红糖调。
【用法】 敷喉两旁。
【出处】 嘉鱼县何子良（《湖北验方集锦》第一集）。

【主治】 白喉。
【方药】 二花五钱　甘草二钱　山豆根一钱　射干五分
【制法】 先以绿豆一碗煎水，再取水煎药。
【用法】 频饮之。
【出处】 宜昌县（《湖北验方集锦》第一集）。

【主治】 白喉初期。
【方药】 麻黄三钱　杏仁三钱　甘草二钱　石膏一两
【制法】 煎水。
【用法】 日服三次。
【出处】 监利县王友才（《湖北验方集锦》第一集）。

【主治】 白喉及糊口白。
【方药】 土炒鸡内金五钱　土炒文蛤五钱　枯白矾三钱　梅片一钱
【制法】 共研极细。

【用法】 吹患处，或用香油调搽三四日。

【出处】 濮阳高相汉（《河南省中医秘方验方汇编》续一）。

【主治】 白喉、单蛾、双蛾。

【方药】 硼砂一两　牙硝五钱　冰片二钱　薄荷冰一钱

【制法】 共研细末。

【用法】 将药吹于患处。

【出处】 荣昌县叶梦喜（《四川省医方采风录》第一辑）。

【主治】 白喉、单蛾、双蛾。

【方药】 熊胆一分　麝香一分　硼砂一钱　元明粉一钱

【制法】 共研细末。

【用法】 将药吹于患处，每二小时吹一次。另用黄连泡水服，待假膜脱落，喉头为红色嫩肉时，再用广玄参三钱，生地三钱，天冬三钱，麦冬三钱，黄连一钱五分，连翘六钱，银花三钱，川贝母二钱，甘草一钱，五加皮引，以水煎服。

【出处】 南川县王成修（《四川省医方采风录》第一辑）。

【主治】 白喉（喉部肿痛上有白膜）。

【方药】 白凡一钱　雄黄一钱　元明粉二钱　月石二钱　梅片五分

【制法】 共为细末。

【用法】 将药末吹患处，每日三四次。

【出处】 东明宋彦昌（《河南省中医秘方验方汇编》续一）。

【主治】 白喉。

【方药】 月石　西瓜霜　牛黄　石膏　梅片各二分　雄黄一分

【制法】 研极细末。

【用法】 每日吹喉中，每日二三次。

【出处】 涿鹿县李颜翁（《十万金方》第六辑）。

【主治】 白喉。

【方药】 犀角一钱五分　生地三钱　白芍三钱　丹皮二钱　瓜蒌三钱　牛蒡子三钱

【用法】 水煎任意饮之，尽剂而愈。

【出处】 镇赉县扃德芳（《吉林省中医验方秘方汇编》第三辑）。

【主治】 白喉。

【方药】 冰片　月石　寒水石　青黛　芦荟　朱砂各一钱

【制法】 共研细末。

【用法】 吹喉内，每日三次。

【出处】 光化县（《湖北验方集锦》第一集）。

【主治】 白喉引起心脏炎。

【方药】 洋参二钱 黄芪 生地 车前子 灯心草各五钱 玉竹 栀子各三钱

【用法】 煎汤服。五岁以下的小孩药量减半。如呕吐甚剧，应分数次服下，并加半夏二钱、蜂蜜一汤匙。此外，要另服六神丸（每一岁服一粒，按年龄递增）。

【提示】 六神丸是成药，可以到中药铺购买。

【出处】 福州市王懋涛（《福建省中医验方》第三集）。


【主治】 喉痹、白喉、咽肿诸种喉症。

【方药】 红姑娘 山慈姑 山豆根 开喉箭各等分 梅片二钱 麝香五分

【制法及用法】 前四味共为细末，加入梅片、麝香研匀，装瓷瓶内封固备用。以吹喉器吹入患处，日吹四五次。

【提示】 本方清热退肿，防腐解毒，故对诸种喉症有效。据献方人经验，屡用屡效。

【出处】 罗蕴山（《成都市中医验方秘方集》第一集）。


【主治】 白喉。

【方药】 川贝 儿茶 薄荷叶 黄柏各一钱 凤凰衣 冰片各五分

【制法】 研极细。

【用法】 吹喉内，另煎服养阴清肺汤。

【出处】 曾照恒（《中医采风录》第一集）。

【主治】 白喉。

【方药】 大生地一两 麦冬六钱 薄荷二钱 元参八钱 丹皮四钱 贝母四钱 甘草二钱 白芍四钱

【用法】 水煎服。

【出处】 丁永茂（《河南省中医秘方验方汇编》）。

【主治】 白喉。

【方药】 ①六神丸

②加味养阴清肺汤（大生地一两 元参八钱 麦冬六钱 川贝母四钱 丹皮四钱 生白芍四钱 金银花五钱 连翘五钱 薄荷二钱半 甘草二钱）

【用法】

①六神丸：

1~5岁：每日服3次，每次服3~4粒。

6~8岁：每日服3次，每次服6~8粒。

7岁成人：每日服3次，每次服8~10粒。

与水剂交叉服。

②加味养阴清肺汤：

将川贝母打成粉，分二次吞药汤下，薄荷须后入，用水二碗，小火煎成一碗；再用水一碗复煎成半碗，将一碗半药分四次服下，每半小时后服一次，每日一剂，服至痊愈（以上成人量）。

1~3岁：一剂分四次服，每2小时服一次。

4~6岁：一剂分三次服，每4小时服一次。

7~12岁：一剂分二次服，上下午各服一次。

【提示】 本方系江西赣县人民医院采用后，在江西宁都召开的全国除害灭病工作现场会议上所介绍的材料，共试治 45 例，疗效超过白喉抗毒素的作用。目前为中医治白喉主方，但分量要医师根据具体情况酌量增减，并希各地进一步试验、研究。

【出处】 江西赣县人民医院（《中医名方汇编》）。

【主治】 白喉。

【方药】 龙胆草一钱半 玄参一钱半 马兜铃一钱半 板蓝根一钱半 白芍一钱半 黄柏一钱半 生地二钱 枝仁一钱半 浙贝一钱半 麦冬二钱 甘草八分

【用法】 研末，开水送服，每日服二次，每次二钱。

【出处】 江西上犹曾大猷（《中医名方汇编》）。

【主治】 白喉咽喉肿痛，发冷头痛，咽下困难。

【方药】 元参八钱 大生地一两 白芍四钱 寸冬六钱 甘草二钱 南薄荷二钱半 贝母四钱 粉丹皮四钱 龙胆草二钱 禹花四钱

【用法】 用水五茶杯，煎至一茶杯半，清出，饭前温服。隔三小时，渣再煎服。日服二服，病重者日服三服。

【加减】 若喉间肿甚者，加生石膏一两；大便燥结者，加元明粉二钱；小便短赤者，加木通一钱、泽泻二钱，知母二钱；面赤身热、舌苔黄色者，加连翘二钱。小儿按年龄酌减。

【禁忌】 孕妇不宜用粉丹皮、木通、元明粉等。

【出处】 （《青海中医验方汇编》）。

【主治】 白喉初起，咽痛，饮水即呛，眼红，声哑，喉现白膜，口出臭气。

【方药】 龙胆草二钱 元参八钱 马兜铃三钱 板蓝根三钱 生石膏四钱 白芍三钱 川黄柏一钱半 生甘草一钱 大生地一两 瓜蒌三钱 生栀子二钱

【用法】 用水五茶杯，煎至一茶杯半，清出，饭前温服。隔三小时，渣再煎服。日服二服，病重者日服三服。

【加减】 若舌有芒刺、谵语神昏者，加犀角二钱；大便闭塞者，加莱菔子二钱，生大黄二钱；小便短赤者，加知母三钱，泽泻二钱。小儿按年龄酌减。

【出处】 (《青海中医验方汇编》)。


【主治】 白喉。

【方药】 青果炭二钱 凤凰衣五分 儿茶一钱 黄柏一钱 薄荷一钱 冰片一分

【加减】 如溃烂，加牛黄五分，珍珠五分。

【用法】 吹喉。

【提示】 初起煎服除瘟化毒汤，症重用养阴清肺汤。

【提示】 养阴清肺汤：大生地一两，玄参八钱，麦冬六钱，白芍、浙贝、丹皮各四钱，薄荷二钱五分，生甘草二钱，专治阴虚白喉。除瘟化毒汤治喉症初起，如确定为白喉，即不适用。

【出处】 龙泉县叶芝青(《浙江中医秘方验方集》第一辑)。

【主治】 白喉。

【方药】 蜈蚣（炒黄）一条 血竭 乳香 没药 甲珠 川贝母 朱砂 雄黄 儿茶各一钱 元寸三分

【制法】 共为细末。

【用法】 每次五分，置舌上，以津液溶化，徐徐咽下。

【出处】 恩施县（《湖北验方集锦》第一集）。

【主治】 白喉。

【方药】 生地三钱 薄荷一钱 麦冬三钱 甘草一钱 白芍三钱 银花五钱 丹皮三钱 连翘五钱 玄参三钱 蒲公英六钱 川贝母三钱 板蓝根三钱

【制法】 水煎。

【用法】 每日一至三剂，分数次温服。

【加减】 便秘，加大黄、元明粉；小便不利，加灯心、车前；呕吐，加半夏、枳壳、竹茹；健胃，加神曲、山楂、砂仁；体虚，加党参、黄芪。

【出处】 恩施县（《湖北验方集锦》第一集）。

【主治】 白喉。

【方药】 桑叶三钱 竹叶二钱 甘草一钱五 瓜蒌皮二钱 木通二钱 薄荷一钱五 葛根三钱 川贝二钱 枇杷叶二钱 银花二钱 土牛膝根一两

【制法】 水煎。

【用法】 内服。

【出处】 恩施县（《湖北验方集锦》第一集）。

【主治】　白喉及喉中一切疾患。

【方药】　飞甘石二钱　硼砂二钱　血竭一钱六　熊胆一钱六　飞青黛六钱　元寸三分　冰片一钱

【制法】　以上药味共研极细。

【用法】　用药鼓吹入喉中，日数次，至愈为止。

【出处】　湖北医院秦雪生（《湖北验方集锦》第一集）。


【主治】　白喉初期。

【方药】　麻黄七分　杏仁　苏子　桔梗各二钱　甘草八分　石膏　连翘　玄参各三钱

【制法】　水煎。

【用法】　分二次服。此方服后，续用下方：

生地　麦冬各五钱　玄参四钱　丹皮　二花　芦根各三钱　川贝　白芍各二钱　每日一剂，水煎，连服三日。

【出处】　麻城县（《湖北验方集锦》第一集）。


【主治】　白喉。

【方药】　三黄散三两　珍珠粉二钱　青黛三钱　冰片二钱　元寸一钱　明矾二钱　煅硼砂一钱半　五倍子一钱　元明粉三钱半　鹿角霜五钱　雄黄一钱　甘草二钱

【制法】　共研极细末，混匀过筛。

【用法】　以吹喉管吹喉部，每半小时一次，睡时停吹。

【出处】　麻城县（《湖北验方集锦》第一集）。


【主治】　白喉。

【方药】　硼砂五分　芦荟五分　青黛一钱　牛黄一分　熊胆

三分　元寸五分　冰片一分　玄明粉五分

【制法】　共研细末。

【用法】　吹喉部。

【出处】　宜昌县（《湖北验方集锦》第一集）。

【主治】　白喉。

【方药】　生地一两　麦冬六钱　玄参八钱　丹皮四钱　白芍四钱　川贝四钱　连翘四钱　瓜蒌仁三钱　二花三钱　薄荷一钱半

【制法】　水煎。

【用法】　分三次服，三小时一次。

【加减】　如症现身热、口喝、心烦满，喉间左右见白点如棉絮有外感者，加桑叶；喉肿痛，加生石膏；大便结，数日不通，加玄明粉。并服清宁丸。

【出处】　阳新县（《湖北验方集锦》第一集）。

【主治】　白喉。

【方药】　土牛膝叶（外用）　麦冬　天冬　生地　熟地　石斛　茵陈　黄芩各三钱　枳壳　薄荷　粉草　沙参　郁金各二钱　丹皮　贝母　竹叶　木通　炙枇杷叶各三钱

【制法】　将土牛膝叶揉水点鼻中，使打喷嚏，呛出恶血顽痰后，再用加味甘露饮（即上药），煎水取汁。

【用法】　日服三次。

【出处】　监利县秦保生（《湖北验方集锦》第一集）。

【主治】　白喉。

【方名】　补阴清肺汤

【方药】　生地一两　元参一两　麦冬四钱　丹皮三钱　白芍三钱　贝母三钱　薄荷二钱　甘草一钱半　灯心　竹叶为引

【用法】　水煎服

【出处】　阳原县马耀武（《十万金方》第二辑）。

【主治】　白喉症。此汤能治白喉之重症（阴重者），其症头不痛，不发热，脉不数，白点周围虽红不肿。

【方名】　神仙活命汤

【方药】　龙胆草二钱　元参八钱　马兜铃三钱　板蓝根三钱　生石膏五钱　黄柏一钱　生地一两　栝蒌三钱　生栀子二钱　甘草一钱

【制法】　水煎。

【用法】　温服。若头痛发热，脉数，白点周围红肿者不用此方。

【出处】　怀安县闫子丹（《十万金方》第三辑）。

【主治】　白喉症。

【方名】　养阴清肺汤

【方药】　生地一两　元参八钱　白芍四钱　薄荷二钱　川贝三钱　寸冬四钱　丹皮四钱　银花三钱　连翘三钱　甘草二钱

【制法】　煎剂。

【用法】　水煎服，如火盛者加石膏、川军、栀子各等分。

【出处】　阳原县马耀武（《十万金方》第六辑）。

【主治】　白喉。

【方药】　兜铃　生栀子　连轺　银花　人中黄　紫草根　板蓝根各一钱半　元参四钱　生地黄　生田藤各五钱　川贝　白芍各二钱　胆草一钱

【用法】　先将生田藤捣烂并取汁和药煎，或把生田藤跟药一起煎亦可，每日连服两剂。另用药粉吹入喉中。

【提示】　吹喉药方：寒水石　玉露　朱砂　硼砂各三分　青黛　老片各五分　合研为末，用笔管徐徐吹入喉中

【出处】　莆田县吴玉树（《福建省中医验方》第三集）。

【主治】　虚烂喉风红色白斑，发热恶寒。

【方药】　大贝三钱　条芩二钱　均青皮一钱五分　柴胡二钱　地骨皮二钱　海石三钱　寸冬三钱　二花三钱　桔梗三钱　丹皮二钱　元参二钱　甘草一钱　知母二钱　广马勃（布包）五分　金果兰三钱　石膏炒适量

【制法】　水煎。

【用法】　内服。

【加减】　此方一般一服即愈，不愈加大黄七钱，元明粉四钱。

【出处】　商专刘擢英（《河南省中医秘方验方汇编》续二）。

【主治】　喉内肿毒（红肿高大，口内起白皮）。

【方药】　人中白二钱　月石煅三钱　硇砂四分　白矾三钱　青黛六钱　西瓜霜五钱　大梅片三钱　樟冰一钱　血竭花二钱　珍珠十粒　琥珀三钱

**【制法】** 共为细面。

**【用法】** 吹患处。

**【出处】** 太康王在勤（《河南省中医秘方验方汇编》续二）。

**【主治】** 白喉，并治喉痈、喉蛾、烂喉痧、口腔炎。

**【方药】** 大珍珠煅一分　琥珀二分　熊胆一分　粉龙骨煅透五钱　牛黄三分　梅片八分　人中白微煅四钱　元寸二分　壁蟢网焙枯七个　青果炭二分

**【制法】** 先将龙骨、人中白、琥珀为极细末，再将诸药共为细末，合在一处再研匀。

**【用法】** 吹入患处甚效。

**【出处】** 商专袁魁芳（《河南省中医秘方验方汇编》续二）。

**【主治】** 身热口渴，喉间满布白膜，咽喉痛，炎症蓬勃者。

**【方药】** 生地三钱　元参三钱　青黛二钱　生石膏二钱　胆草二钱　白芍二钱　瓜蒌霜二钱　黄柏二钱　犀角二分　芦荟一钱半　栀仁一钱半　甘草一钱半

**【用法】** 每日煎服一剂至二剂。

**【出处】** 嘉禾引廊区小湖乡中医雷瑞新（《湖南省中医单方验方》第二辑）。

**【主治】** 咽喉红肿疼痛或夹白腐烂。

**【方药】** 祖传吹喉药。牛黄二分　硼砂四分　冰片三分

元明粉三分　琥珀三分　雄黄四分　枯矾二分　珍珠一个　台麝五厘

【制法】　共研细末，密贮瓶中备用。

【用法】　将药末吹入患处，每日三次，吹后令患者低头张口流出分泌黏液，待流尽后，温开水漱口。

【禁忌】　辛辣之物，孕妇忌用。

【出处】　山西省中医学校门诊部张敬武（《山西省中医验方秘方汇集》第三辑）。

【主治】　白喉、喉蛾，烂喉及小儿白口疮。

【方药】　孩儿茶八钱　朱砂二钱　冰片二钱　雄黄二钱　硼砂二钱　麝香三分　青黛二钱　灯草炭二钱

【用法】　将药研成细末，吹于患处。

【出处】　涪陵县钟文龙（《四川省医方采风录》第一辑）。

【主治】　白喉初期。

【方药】　银花四钱　连翘三钱　薄荷二钱　葛根三钱　生地三钱　枇杷叶二钱　木通二钱　竹叶二钱

【用法】　用水煎服。

【加减】　大便秘者，加郁李仁；胸闷者，加瓜蒌仁。

【出处】　成都市陈泽均（《四川省医方采风录》第一辑）。

【主治】　喉间发现白膜。

【方药】　生地五钱　麦冬五钱　玄参四钱　白芍四钱　川贝

母三钱 丹皮三钱 泽泻二钱

【用法】 用水煎服。

【加减】 喉痛者，加煅石膏四钱，身热面赤者，加银花、连翘各三钱。

【出处】 成都市陈泽均（《四川省医方采风录》第一辑）。

【主治】 白喉严重，口有臭气、呼吸困难、不能喝水者。

【方药】 胆草三钱 玄参三钱 瓜蒌仁三钱 生石膏五钱 生栀子二钱 生地三钱 板蓝根三钱 黄柏二钱

【用法】 用水煎服。

【出处】 成都市陈泽均（《四川省医方采风录》第一辑）。

【主治】 白喉、单蛾、双蛾。

【方药】 黄连三钱 黄柏三钱 南星片三钱 硼砂三钱 红苋菜杆五钱 刀豆壳三钱 灯草一钱

【制法】 先将黄连、黄柏、南星、硼砂研成末，再将刀豆壳、灯草烧灰，共合研匀。

【用法】 将药吹于患处，将口内分泌液吐出，切勿吞下。

【出处】 内江县廖仲华（《四川省医方采风录》第一辑）。

【主治】 白喉。

【方药】 粉葛 桑叶 土牛膝根各三钱 瓜壳 枇杷叶各

二钱　薄荷一钱　甘草一钱半

【制法】　水煎。

【用法】　内服。

【提示】　在未煎服上方前，先煎土牛膝根（干者三钱，生者六钱）炖服。

【出处】　曾禄高（《中医采风录》第一集）。


【主治】　白喉。

【方药】　养阴清肺汤加银花、连翘、石膏（分量酌用）

【制法】　水煎。

【用法】　内服（冷服）。

【出处】　孙旭东（《中医采风录》第一集）。


【主治】　白喉。

【方药】　黄柏炭　青果　凤凰衣各三钱　贝母　薄荷各二钱　儿茶　洗片各一钱

【制法】　研面。

【用法】　吹喉内。

【出处】　熊羲堂（《中医采风录》第一集）。


【主治】　白喉。

【方药】　方一：锡类散一钱　寸香一分

　　　　　方二：麻杏甘石汤加广桔梗

【制法】　方一研面，方二水煎。

【用法】　方一吹喉，方二内服。

【出处】　吴开富（《中医采风录》第一集）。

【主治】 白喉。

【方药】 黄连 栀子 生地 白芍各三钱 黄芩 青果各四钱 黄柏一钱五

【制法】 水煎。

【用法】 内服。

【出处】 朱敬贤（《中医采风录》第一集）。


【主治】 白喉，喉蛾。

【方药】 八毛（合糯米炒黄）八分 寸香一分 熊胆 洗片 血竭 乳香 没药各一钱

【制法】 碾细末。

【用法】 用膏药一副将药面撒上外贴患处，次日若见贴处起泡，将泡刺破排尽黄水，同时内煎服养阴清肺汤。

【出处】 胡忠信（《中医采风录》第一集）。


【主治】 白喉。

【方药】 熊胆一分 珍珠二分 牛黄一分 青黛三分 二梅片五厘 青果二分 石膏五分 壁钱（烧灰存性）一分

【制法及用法】 共研成极细粉，瓷罐收贮，使用以喉枪吹入少许于患处，日吹数次。

【禁忌】 辛辣食物。

【出处】 宜黄县卫协分会吴佩孙（《江西省中医验方秘方集》第二集）。


【主治】 白喉，喉热痛，咽闭饮食不进，眼红声哑。

【方药】 生地 瓜蒌子 胆草 山栀 玄参 寸冬

板蓝根　石膏　白芍　山柏　甘草<sub>各等分</sub>

【制法】　水煎。

【用法】　内服。

【出处】　鄂城县（《湖北验方集锦》第一集）。


【主治】　白喉及喉肿不能饮食，口噤不开者。

【方药】　木香　梅片　乳香　没药　血竭　元参　斑蝥　全虫<sub>各等分</sub>

【用法】　共为细末，炼蜜为丹，如芡实大，用时捏作饼贴切颐下对喉处，用小膏药盖好，待发泡去之。

【出处】　迁庄陈雅斋（《祁州中医验方集锦》第一辑）。

# 十、喉肌麻痹

喉肌麻痹，指分布于喉的肌肉出现麻痹，会导致喉部的感觉或者发声出现异常。

【主治】 喉头肌麻痹症。

【治法】 针灸治疗

【穴位】 天空　通里　哑门　风池　廉泉　间使

【手法】 兴奋手法，留针 5~10 分钟。

【治验】 治 6 例，全愈。

【出处】 （《中医名方汇编》）。

# 十一、一切咽喉疾病

　　咽喉，即咽与喉的总称。口腔鼻腔之后，食管以上的空腔处为咽；喉腔内近气管上端处为喉。中医认为，人体有很多经脉均循行至咽喉，故咽喉疾病可与某些脏腑经脉的病变有关，而与肺、胃的关系更为密切。

　　【主治】　喉风、喉痹、烂喉等症。

　　【方药】　樱桃三斤

　　【制法】　放樱桃在瓷缸内，听其腐化为水，去壳蒂，封固后埋在地下备用。

　　【用法】　用茶匙滴药水入口中，慢慢咽下。

　　【出处】　重庆市第一中医院谢任甫（《四川省中医秘方验方》）。

　　【主治】　咽喉诸症。

　　【方药】　鸡蛋一个　灯心一根　全蝎一只

　　【制法及用法】　将鸡蛋钻一小孔，去白留黄，灯心、全蝎擂碎入蛋内，用纸封孔，放火中煅红，待冷后研成细粉。外用：用喉枪吹入喉内，每日十余次。内服：日服二次，每次服二钱。

【禁忌】　辛辣、鱼腥等物品。

【出处】　宜春县卫协分会杨亚峰（《江西省中医验方秘方集》第二集）。

【主治】　喉蛾、喉痹、喉痛等症。

【方药】　雄黄三钱　月石九钱　苦瓜霜一钱五分　正二梅片八分　薄荷脑五分

【制法及用法】　共研成极细粉，以喉枪吹入，每日三至五六次。

【疗效】　该方药在临床上使用五十余载，药到病除。

【出处】　省中医进修学校学员黄毅然医师介绍家传（《江西省中医验方秘方集》第二集）。

【主治】　治寒热喉闭。如喉痛，双、单乳蛾等，红肿痛甚，痰涎壅塞者有效。

【方药】　紫砂散：月石一两　牙硝五钱　朱砂五分　二枚片五分　麝香一钱

【制法及用法】　先将月石、牙硝研细后，再加入朱砂、梅片、麝香共捣成极细粉，瓷罐收贮，使用时以喉枪吹入少许（似黄豆大）每隔二小时吹一次。

【禁忌】　轻症忌用，恐药力太过。阴虚喉痛及咽喉干燥痛者忌用。喉痛溃后，忌吹。

【出处】　省中医进修学校学员张慧玲（《江西省中医验方秘方集》第二集）。

【主治】 治一般轻症喉痛，如红痛微肿，或不肿及喉痛初溃。

【方药】 冰硼散：月石一两 瓜硝一两 冰片一钱 朱砂五分

【制法及用法】 瓜硝后擂，必须待月石擂成极细后再加入擂匀，瓷罐收贮，使用时以喉枪吹入少许（似黄豆大），每隔二小时吹一次。

【禁忌】 重症（如实热喉闭）用冰硼散，则药力不足。阴虚喉痛及咽喉干燥痛者忌用。

【出处】 省中医进修学校学员张慧玲（《江西省中医验方秘方集》第二集）。

【主治】 治一切腐烂症及小儿口舌糜烂。

【方药】 冰磺散：磺胺粉二两 冰片五分 朱砂少许

【制法及用法】 三味共擂成细粉，瓷罐收贮，以喉枪吹入，每隔一二小时吹一次。

【禁忌】 若咽喉初起之红肿痛热者，不宜用。并忌食辛辣、酒醋等刺激性食品。

【出处】 省中医进修学校学员张慧玲（《江西省中医验方秘方集》第二集）。

【主治】 咽喉十八般症。

【方药】 斑蝥四钱 血竭六分 乳香六分 元参六分 全蝎六分 冰片 麝香各三分

【制法】 用糯米炒黄为细面，再加冰片、麝香共为极细面，磁瓶收贮。

**【用法】**　用普通药膏一块，取豆粒大一块药，掺匀贴患处，一小时揭开起一小泡，用银针挑破，放出毒水即愈。

**【出处】**　商都保健站贾老洪（《十万金方》第二辑）。

**【主治】**　喉病。

**【方药】**　硼砂一两　雄黄三钱　琥珀二分　梅片一钱

**【制法】**　共为细末。

**【用法】**　吹患处。

**【加减】**　痛甚者加元寸少许，烂者加乳香少许。

**【提示】**　原方没有说明治哪一种喉病，按药品性皆和平，可用于一般喉症。

**【出处】**　项城朱文彬（《河南省中医秘方验方汇编》续二）。

**【主治】**　各种喉症（如喉痈、喉烂、喉瘀）。

**【方药】**　朱砂五分　赤金三十张　明雄三钱　月石三钱　冰片一分　元寸三分　牙硝五钱　金礞石一钱

**【制法】**　共为细末。

**【用法】**　吹入喉中。

**【出处】**　商专龙云岫（《河南省中医秘方验方汇编》续二）。

**【主治】**　咽喉七十二种症，寒热虚实通用。

**【方药】**　净硼砂五分　孩儿茶一分　镜朱砂二厘　正二梅片一分　当门子（麝香）八厘　熊胆二分　生石膏二分

**【制法】**　将上药用多层布包扎，放小便桶内浸一个相当长的时间（最好能浸三年），然后取出，用木炭火煅，童便淬，存性，研成细粉，再用黄连水浸三日，后以此水飞漂晒干，瓷瓶收贮。

【用法】 ①虚火喉痛：症状——一切不红、不肿、干硬痛者，用上药加元明粉一分，青果炭五厘，青黛八厘，蚕茧炭一分合而研成细粉，用喉枪吹入，每日可吹十余次。

②咽喉溃烂：症状——寒热虚实腐烂者，用上药加珍珠粉一分，西牛黄八厘，净雄精五厘，蚕茧炭一分，青黛五厘，琥珀三厘，共研成细粉，用喉枪吹入，每日可吹十余次。

③重舌：加人中白一分，青黛、云连各五厘，蚕茧炭一分，共研成细粉用法如前。

【禁忌】 孕妇在上药内去麝香，并忌食辛辣，温热等刺激食品。

【疗效】 按病情较重，灵活配制使用，曾治愈上百人。

【出处】 丰城县卫协分会（《江西省中医验方秘方集》第二集）。

【主治】 喉痹、喉痛，及一切咽喉红肿痛热，不能咽津，声音嘶哑等实热证者。

【方名】 喉症散

【方药】 正麝香一分 真熊胆三分 真珍珠二分 西豆根二钱 薄荷叶五分 青黛一钱 二梅五分 黄连一钱

【制法及用法】 豆根、薄荷、黄连共研细粉，用绢筛过滤，再放入于清洁的擂体内和珍珠、青黛、二梅擂成细粉，再加入麝香、熊胆共研成粉，瓷罐收贮密封。使用时，以喉枪挑少许药粉吹入咽喉患处，日吹数次。

【反应】 药吹入即有清凉感，并大量分泌唾液。

【禁忌】 用药后、分泌的唾液和脱落的腐烂组织，切勿咽下，宜吐出，并禁忌食辛辣、酒醋等温热刺激之食品。

【疗效】 凡咽喉实热证之红肿溃烂者，用该药粉治疗，轻者二三日即愈，重者一星期痊愈。

【出处】 省中医进修学校学员廖日文医师介绍父传（《江西省中医验方秘方集》第二集）。

【主治】 乳蛾，一切咽喉肿痛。

【方药】 雄精三钱 月石一两元 二梅一钱 苦瓜霜一钱 元明粉（提净）一钱 麝香二分 薄荷脑三分

【制法及用法】 共擂成极细粉，以喉枪吹入咽喉部，日吹数次。

【出处】 宜春县卫协分会黄寿轩（《江西省中医验方秘方集》第二集）。

【主治】 一切喉风、喉痹及牙疳等腐烂肿痛。

【方药】 上冰片 人中白 碧青黛 儿茶 白僵虫 薄荷 硼砂各等分 另外再加麝香少许

【制法及用法】 上药共研极细粉，再加入麝香擂匀、用喉枪吹入，每次一二分，每天吹二三次。

【禁忌】 孕妇勿用。

【出处】 省中医进修学校学员沈发海（《江西省中医验方秘方集》第二集）。

【主治】 治喉中七十二病。

【方药】 麝香 大梅片各一分 熊胆五分 牛黄三分 雄黄七分 明矾 真珠各二分 血竭 牙皂 牙硝 细辛 朱砂 硼砂 天麻 竺黄 胆星 僵蚕 甘草 人中白各一钱 金箔少许

【用法】 共研成细末，用笔管吹入喉中。

【出处】 南安县侯本（《福建省中医验方》第三集）。


【主治】 一切咽喉肿痛、腐烂及白喉等症。

【方药】 青黛三钱 硼砂三钱 枯矾一钱 雄黄一钱 冰片一钱 麝香三分 人中白（煅）二钱

【用法】 研极细末，贮瓶内紧封口，用少许吹患处，一日三次。

【出处】 西宁中医院耿子元（《中医验方汇编》）。


【主治】 喉痹、喉蛾、白喉及一般流行喉疼等症。

【方药】 胆矾一分 梅片五分 粉草五分 月石三分 青黛三分 金果榄五分 雄黄五分 元明粉一钱 西瓜霜五分

【用法】 以胆矾一两入猪胆内挂于冷暗处，待胆外起霜，将霜刮下与以上诸药共为细末，吹于患处。

【出处】 明官店李秉衡（《祁州中医验方集锦》第一辑）。

# 十二、骨梗喉中

骨梗喉中，即有异物，如鱼刺、骨头等卡在嗓子处了。对于这类情况，还是建议去正规医院取出。下面这些验方仅供参考亦或救急。

【主治】 骨刺喉中不出不入。

【方药】 生橄榄<sub>不拘多少</sub>

【用法】 将上药捣汁和开水送下。

【出处】 长泰县林墩保健院陈灵泉（《采风录》第一集）。

【主治】 骨哽。

【方药】 手指甲花根（即凤仙花根）<sub>二两</sub>

【用法】 水一碗煎半碗服。

【出处】 顺昌县丘大纲（《福建省中医验方》第三集）。

【主治】 骨哽。

【方药】 凤仙花子（又名急性子）<sub>三钱</sub>

【用法】 研成细末，用开水泡后过滤，将汤置于茶壶内，仰卧灌入喉中。

【出处】　莆田县陈镛（《福建省中医验方》第三集）。

【主治】　骨哽。

【方药】　方一：硼砂

　　　　　　方二：橄榄核

【用法】　方一煅成灰，用笔管吹入喉中，即愈。方二和水磨成汁服下，即消。

【出处】　莆田县陈文木（《福建省中医验方》第三集）。

【主治】　鱼骨卡喉。

【方药】　威灵仙五钱

【用法】　煎水频频咽之

【出处】　湘阴县中医（《湖南省中医单方验方》第一辑）。

【主治】　误吞诸骨，刺激咽及食道作痛难忍。

【方药】　橄榄核

【用法】　磨水开水冲服。

【出处】　溆浦中医张祖绍（《湖南省中医单方验方》第二辑）。

【主治】　鸡鱼骨卡在咽喉不下。

【方药】　灰面八两

【用法】　用热水调成两个饼，含患者仰卧屈膝，将饼敷在两膝盖上，约敷二十至三十分钟，其骨自下，如卡的日久，局部发炎，后可服消炎药。

【出处】 衡阳县人民医院刘俊（《湖南省中医单方验方》第二辑）。

【主治】 竹签卡在喉间。

【方药】 韭菜叶（洗净）一子

【制法】 搓绒成团，用白开水吞下。

【用法】 内服。

【出处】 蓝惠风（《中医采风录》第一集）。

【主治】 鱼骨刺喉。

【方药】 明矾五钱

【用法】 研碎，泡开水分 3~5 次服，即可见效。

【出处】 江西赣县邱秉章（《中医名方汇编》）。

【主治】 鱼骨刺喉。

【方药】 山楂

【用法】 用此药五钱泡水服，即可见效。

【出处】 江西石城（《中医名方汇编》）。

【主治】 鱼骨鲠喉。

【方药】 白糖或红糖

【用法】 含口内。

【出处】 龙泉县验方（《浙江中医秘方验方集》第一辑）。

【主治】 鱼骨鲠喉。

【方药】 橄榄核

【用法】 煅研，开水吞服。

【出处】 余杭县验方（《浙江中医秘方验方集》第一辑）。

【主治】 焦骨刺喉。

【方药】 威灵仙五钱

【用法】 水煎服，徐徐饮下，刺即脱出。

【出处】 和平村门诊部魏德欣（《祁州中医验方集锦》第一辑）。

【主治】 骨梗喉中。

【方药】 缩砂仁一钱五分　威灵仙二钱

【用法】 将上药共研细末，和糖调服。

【出处】 漳浦县赤岭石椅队蓝海秋（《采风录》第一集）。

【主治】 骨哽。

【方药】 桑螵蛸二钱　橄榄干一粒　灯心草一扎

【用法】 烧灰存性，冲开水分两次服。小儿减半。

【出处】 莆田县黄源泉（《福建省中医验方》第三集）。

【主治】 骨哽。

【方药】 鬼臼（即八角金盘）　威灵仙各三钱　生地一钱

【用法】 煎服。

【出处】 南安县侯本（《福建省中医验方》第三集）。

【主治】 骨鲠。

【方药】 草果一钱　威灵仙三钱　乌梅二钱

【用法】 水煎服。

【出处】 福清县龙田医院王传席、晋江县东石区联合诊所孙中和（《福建省中医验方》第四集）。